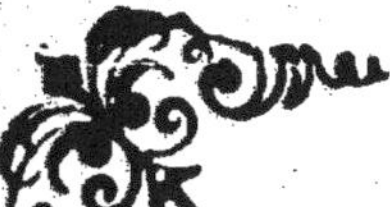

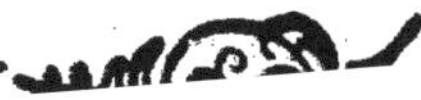

DU GOITRE

ET

DU CRÉTINISME

ENDÉMIQUES

ET DE LEURS VÉRITABLES CAUSES

PAR

le Docteur J. A. CHABRAND

Médecin-Inspecteur des eaux minérales du Monêtier ; Médecin des épidémies et de l'hôpital civil de Briançon (Hautes-Alpes).

PARIS

ADRIEN DELAHAYE, LIBRAIRE-ÉDITEUR

Place de l'École de Médecine, 23.

1864

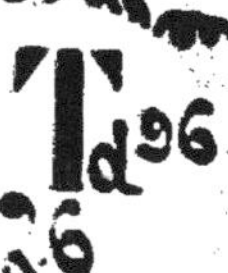

DU GOITRE

ET DU

CRÉTINISME ENDÉMIQUES

DU GOITRE

ET

DU CRÉTINISME

ENDÉMIQUES

ET DE LEURS VÉRITABLES CAUSES

PAR

le Docteur J. A. CHABRAND

Médecin-Inspecteur des eaux minérales du Monêtier ; Médecin des épidémies et de l'hôpital civil de Briançon (Hautes-Alpes).

PARIS

ADRIEN DELAHAYE, LIBRAIRE-ÉDITEUR

Place de l'École de Médecine, 23.

1864

DU GOITRE

ET DU CRÉTINISME ENDÉMIQUES

ET DE LEURS VÉRITABLES CAUSES.

De toutes les maladies qui peuvent atteindre l'espèce humaine, les plus terribles sont celles qui, ayant leur siège dans les centres nerveux, troublent ou détruisent l'intelligence et ramènent au niveau de la brute l'homme créé à l'image de Dieu.

Pendant long-temps, on regarda ces maladies telles que la Folie, l'idiotie et le crétinisme, tantôt comme un châtiment du ciel, tantôt comme un bienfait. Fodéré nous dit que, de son temps, dans quelques vallées où les crétins étaient nombreux, on les appelait des *bienheureux* et qu'après leur mort, on conservait avec vénération leurs béquilles et leurs vêtements.

Avec des idées de ce genre, il était naturel que ces êtres dégradés fussent abandonnés à leur malheureux sort. Mais grâce aux progrès des sciences, grâce aux études sérieuses et persévérantes des médecins aliénistes, on s'occupe partout aujourd'hui de venir au secours de ces infortunés.

Les aliénés furent les premiers à fixer l'attention publique et ce fut moins par philantrophie que par nécessité, que la société les recueillit dans des maisons spéciales. Pour les empêcher de nuire, on les chargeait de chaînes comme des bêtes féroces; on les enfermait dans des lieux humides, mal aérés et, pour les guérir, on n'avait recours ordinairement qu'à des traitements barbares. Ce ne fut qu'à la fin du siècle dernier, que, par l'initiative généreuse de l'illustre Pinel, la triste position des fous fut améliorée, et que les moyens violents firent place à la bonté et à la douceur.

Les idiots et les crétins étant inoffensifs, ont été, pour ainsi dire, oubliés et abandonnés jusqu'à ce jour; on les laisse au sein de leurs familles où, bien souvent, ils sont traités d'une manière peu conforme aux principes d'humanité. Il en est bien peu qui soient admis dans les établissements spéciaux. Ainsi, en France, d'après un recensement fait en 1856, sur 34 318 aliénés, proprement dits, 23,029 recevaient des soins dans des asiles, tandis que sur 23,447 idiots on n'en trouvait dans ces asiles que 1,528.

A l'état inoffensif des idiots et des crétins, ajoutons l'opinion généralement admise de leur incurabilité, et nous aurons l'explication de l'oubli dans lequel on les a laissés si longtemps.

Cependant en 1841, le docteur suisse Guggenbühl, convaincu de la possibilité d'améliorer l'état physique et intellectuel des crétins, fonda, sur la montagne de l'Abendberg, dans le canton de Berne, un établissement destiné au traitement de ces malheureux.

En 1846, M. Seguin, auteur d'un Traité sur l'hygiène et l'éducation des idiots, ouvrit à Paris, une maison spéciale pour y mettre en pratique les idées exprimées dans son livre.

« L'exemple donné par la France et la Suisse, dit M. Legoyt,
« a été suivi par l'Allemagne, l'Angleterre et les États-Unis.
« Des asiles pour les idiots et les crétins existent aujourd'hui,
« en Autriche, en Prusse, en Wurtemberg, en Saxe, en Bavière
« et dans le grand duché de Bade. Le premier de ces établis-
« sements qu'ait possédé l'Angleterre a été fondé à Bath, en

« 1847, par une société charitable, le deuxième à Hyghgate,
« près de Londres, en 1853. On en compte, en Ecosse, deux de
« création récente, l'un à Dundée, l'autre à Edimbourg...
« (*Revue contemporaine*, août 1858).

En 1845, le roi de Sardaigne, Charles-Albert ordonna, dans ses états, une enquête sur le nombre et la situation des crétins. La commission chargée de cette enquête publia son rapport en 1848.

En 1851, M. Ferrus, à qui le Briançonnais s'honore d'avoir donné le jour, et dont la science déplore la perte, soumit à l'Académie de médecine un mémoire remarquable, sur le goître et le crétinisme, et ce mémoire donna lieu à une discussion non moins remarquable qui roula sur les causes et la filiation du goître et du crétinisme, sur les analogies ou les différences qui rapprochent ou séparent le crétinisme de l'idiotie, sur les phénomènes pathologiques et la nature anatomique du crétinisme et enfin sur les moyens curatifs et préservatifs. Le mémoire de M. Ferrus avait pour but principal d'obtenir la séquestration des crétins avancés.

Depuis cette époque, le goître et le crétinisme ont été le sujet de nombreux écrits, parmi lesquels je me bornerai à citer l'excellent ouvrage de M. le docteur Niépce, inspecteur des eaux d'Allevard, qui a étudié ces maladies dans l'Isère, les Hautes et les Basses-Alpes, et celui non moins intéressant du docteur Fabre, de Meironnes. observateur et praticien aussi habile que modeste, qui a passé sa vie dans un pays où ces maladies sont endémiques.

Il est donc évident que, depuis quelques années, la question du goître et du crétinisme préoccupe, d'une manière toute particulière, les amis de l'humanité, et que des efforts nombreux ont été faits, surtout pour découvrir les causes et le traitement curatif et prophylactique de cette affligeante dégradation de l'espèce humaine. Le gouvernement de l'Empereur lui-même, dans sa sollicitude pour tous ceux qui souffrent, a nommé, en 1862, une commission chargée de rechercher les causes du crétinisme et les moyens d'y remédier.

Dans une question aussi importante, il est du devoir de tout homme, et surtout de tout médecin, d'apporter son contingent de lumières et d'observations, quelque faible qu'il puisse être. C'est pour ce motif, que nous nous décidons à publier les réflexions qu'ont fait naître, dans notre esprit, les opinions émises par les auteurs, comparées aux faits dont nous sommes témoins tous les jours, depuis plus de vingt ans que nous exerçons la médecine dans les Alpes Briançonnaises, où les crétins, et surtout les goîtreux, ne sont pas rares.

Qu'est-ce que le crétinisme? Le crétinisme est-il une maladie distincte de l'idiotie, ou bien n'en est-il qu'une variété? Quelle relation y a-t-il entre le goître et le crétinisme? Les causes qui produisent le goître peuvent-elles aussi donner naissance au crétinisme? Quelles sont ces causes? quel est le traitement curatif et préservatif de ces maladies?

Chacune de ces questions a une importance majeure; mais celle qui a rapport aux causes génératrices les domine toutes. En examinant tout ce qui a été dit sur cette matière, l'on ne tarde pas à s'apercevoir que les savants observateurs qui l'ont traitée ont émis les opinions les plus diverses, quelquefois les plus opposées et qu'il est nécessaire de continuer les recherches et de se livrer, avec persévérance, à de nouvelles études. Nous n'avons point la prétention de développer ni d'élucider complètement toutes ces questions; nous voulons seulement, dans l'examen rapide que nous en ferons, émettre quelques idées qui, nous l'espérons, ne seront pas sans utilité pour résoudre le difficile problème de l'étiologie du goître et du crétinisme.

I

Qu'est-ce que le crétinisme ?

Le crétinisme, disent les uns, est une maladie comparable à l'hydrocéphalie et à la stupidité. C'est une *hydrocéphalie œdémateuse chronique*, dit M. Ferrus ; d'où il résulte que, par un traitement convenable, tel que celui prescrit par le docteur Guggenbühl à l'Abendberg, on peut obtenir, jusqu'à un certain point, la guérison de ceux qui en sont atteints. Chez eux les facultés ne sont qu'engourdies, elles ne sont point abolies.

D'autres, tels que le docteur Stahl et M. Baillarger, prétendent, au contraire, que le crétinisme est le résultat d'une organisation imparfaite, d'un arrêt de développement du cerveau, une *monstruosité*. La commission du Piémont, par l'organe de son rapporteur, dit aussi : « Les crétins n'ont « point le cerveau malade, mais chez eux l'encéphale n'a pas « pris son développement ». D'après ceux-ci, le crétinisme est incurable comme l'idiotie : on ne peut développer des facultés dont les organes manquent ou sont incomplets. Les prétendus crétins guéris à l'Abendberg, ne seraient que des scrofuleux.

M. Nièpce a été, d'abord, de l'avis de ces derniers : ainsi, il dit que « l'idiotie de même que le crétinisme n'est pas une maladie (*Traité du goît. et du crét. tom.* 1. *p.* 133). Plus loin, adoptant l'opinion de M. Ferrus, il est d'avis que » le phéno« mène le plus constant dans le crétinisme est un épanchement « séreux, et que c'est à lui que l'on doit attribuer réellement les « phénomènes pathologiques. » (*tom.* II, *p.* 166.)

Ces deux opinions, comme on le voit, sont bien différentes et naturellement, on serait porté à rejeter celle qui, proclamant d'avance l'incurabilité des crétins, dédaigne toutes les tentatives que la science pourrait faire, dans le but de remettre ces malheureux *au rang des hommes*, selon les expressions du docteur Odet.

Plusieurs autopsies de crétins, parmi lesquelles nous citerons celles faites par M. Nièpce, ont démontré, il est vrai, l'existence d'une suffusion séreuse à la surface du cerveau, dans la cavité de l'arachnoïde et dans les ventricules. Mais ce caractère anatomique du crétinisme fait défaut dans un grand nombre de cas. C'est ce qui résulte, en effet, de quelques observations nécroscopiques, au nombre desquelles nous signalerons celles de Fodéré et le plus grand nombre de celles publiées par la commission piémontaise.

M. Nièpce regarde le goître comme la cause de l'hydrocéphalie crétineuse : « Chez les crétins, dit-il, dont l'état se « complique d'un goître volumineux, on trouve constamment « une abondante sérosité. La présence de ce liquide, chez les « crétins dont j'ai fait l'autopsie, m'a paru devoir être attribuée « à la pression qu'exerce le glande thyroïde dont l'hypertrophie « gêne la circulation du sang. » (*Tom.* 1, *p.* 54.)

Mais il est constant que plus d'un tiers des crétins est exempt de goître. Or, si c'est à la compression exercée sur les vaisseaux par la glande thyroïde hypertrophiée qu'on doit attribuer l'existence de la suffusion séreuse, il est évident que cette suffusion manquera souvent chez des crétins du degré le plus avancé, et, dans ce cas, le nom d'hydrocéphalie œdémateuse ne pourra point convenir au crétinisme.

Si l'on trouve de la sérosité dans la cavité crânienne d'un certain nombre de crétins, on trouve aussi presque toujours, chez les mêmes individus, des épanchements dans le péritoine, dans le péricarde, dans la plèvre et l'on observe souvent une infiltration générale. Il n'y a là rien qui doive nous étonner : tout le monde sait que les crétins complets passant leur vie dans des habitations basses, humides, privées d'air pur et de lumière, n'ayant qu'une alimentation de mauvaise qualité et même insuffisante, meurent presque tous de maladies chroniques. Leur sang est appauvri, comme le démontrent les neuf analyses faites par M. Niépce qui a trouvé une diminution dans la quantité de fibrine et d'albumine et dans le nombre des globules. La plupart présentent donc, au moment de leur mort, tous les caractères de la cachexie séreuse la plus marquée. Cette infiltration générale, ces épanchements séreux dans les diverses cavités sont la conséquence du genre de vie des crétins et non la cause du crétinisme.

D'un autre côté, la présence d'un liquide séreux n'est pas le seul phénomène anatomo-pathologique observé dans le crétinisme. La plupart des observateurs qui ont pu faire des autopsies de crétins ont constaté la petite capacité de la cavité du crâne, dont les os sont très-épais et rétrécissent le passage des vaisseaux et des nerfs, le petit volume du cerveau et du cervelet le peu de développement des lobes antérieurs et postérieurs, leur plus grande densité ou leur ramollissement, un défaut de symétrie dans les différentes parties qui le composent, une diminution dans le nombre des circonvolutions dont les anfractuosités sont peu profondes M. Niépce a trouvé que les hémisphères cérébraux étaient inégaux ; que la « scissure était « fortement déjetée, et que plus la disproportion entre les « hémisphères est grande, plus le crétinisme est grave et les « facultés intellectuelles moins prononcées. » (Tom. 1. p. 47). Plus loin, résumant ses observations nécroscopiques, il ajoute : « Les lésions pathologiques que l'on observe dans le crétinisme « sont de deux sortes, les unes dues à la présence d'un liquide « séreux et les autres à un arrêt de développement des centres « nerveux. » (*tom.* 11. *p.* 154.)

Ces vices de conformation, ces arrêts de développement signalés par tous les observateurs ont, à notre avis, une importance bien plus grande que l'épanchement séreux qui ne se rencontre que chez un certain nombre de sujets. Tout le monde sait, d'ailleurs, qu'il n'est pas rare de trouver le liquide des ventricules cérébraux notablement augmenté chez des sujets qui n'avaient présenté, pendant la vie, aucun trouble appréciable des fonctions encéphaliques, et qui avaient succombé à des maladies fort diverses. D'après Magendie, le liquide séreux que l'on trouve dans le cerveau, en faisant des autopsies, n'est autre chose que le liquide céphalo-rachidien, et dans toutes les maladies où le cerveau diminue de volume et ne remplit pas la cavité crânienne, ce liquide devient plus abondant et prend la place de la substance nerveuse. Or, dans le crétinisme, est-ce l'abondance du liquide qui, primitivement, empêche le développement du cerveau et paralyse ses fonctions, ou bien, est-ce l'atrophie et l'arrêt de développement de cet organe qui donne lieu à l'augmentation du liquide?

Enfin, comme le dit M. Baillarger, des faits recueillis par Esquirol, M. Andral et autres prouvent que l'hydrocéphalie se rencontre chez les idiots (*Discussion à l'Académie de médecine février* 1851).

En admettant que le petit volume du cerveau des crétins, que sa plus grande densité, que le défaut de symétrie de ses différentes parties et les autres anomalies constatées, soit dans la substance nerveuse, soit dans les os du crâne n'aient pas été plus souvent observées et ne soient pas plus importantes comme phénomènes anatomiques que la présence d'une quantité plus ou moins grande de liquide, quel motif y aurait-il d'assigner, comme caractéristique, une de ces lésions plutôt que les autres ? Il est vrai que M. Ferrus déclare que la dénomination d'hydrocéphalie œdémateuse se rapporte principalement au crétinisme complet. Mais les nuances qui distinguent le crétineux du semi-crétin et celui-ci du crétin complet sont si difficiles à saisir, qu'on ne saurait, dans la pratique, désigner les cas où il y a hydrocéphalie et ceux où elle n'existe plus, à moins de dire que la suffusion séreuse existe à tous les degrés du crétinisme et qu'elle est plus ou moins abondante, selon que l'obtusion des sens et de l'intelligence est plus ou moins marquée; ce qui nous paraît difficile à admettre.

On a remarqué que chez un grand nombre d'hydrocéphales, au début de leur maladie, le cerveau manifestait une suractivité étonnante, et que l'intelligence paraissait d'abord très développée pour diminuer et s'obscurcir ensuite. N'est-ce pas l'inverse que l'on observe chez les crétins?

II.

Le crétinisme est-il une maladie distincte de l'idiotie?

La plupart des médecins ont toujours regardé le crétinisme comme une variété de l'idiotie et non comme une maladie distincte.

D'après Esquirol, « les crétins offrant les mêmes variétés d'inca-« pacité intellectuelle et d'insensibilité physique, ne diffèrent « de ceux-ci (des idiots) qu'en ce que, nés dans les pays de mon-« tagnes, ils portent des goitres plus ou moins volumineux. »

On lit dans M. Calmeil : « Les idiots et les imbéciles qui exis-« taient autrefois, en grand nombre, dans certains pays de mon-« tagnes et qu'on observe encore dans certaines contrées des « Alpes et des Pyrénées ont reçu le nom de crétins. Ces êtres « malheureux, que les tumeurs goîtreuses et souvent énormes de « leur cou contribuent à rendre plus difformes encore que ne le « sont les idiots des plaines, paraissent ressembler, quant à la « nullité ou à l'extrême faiblesse des facultés morales et intel-« lectuelles, aux idiots de tous les autres pays. (*De la folie, t.* « 1er *p.* 72.)

M. Baillarger n'admet aucune différence essentielle entre les crétins et les idiots ; les uns et les autres doivent, selon lui, oc-« cuper la même place dans le cadre nosologique. Que les cré-« tins, ajoute-t-il, soient en général plus petits, d'un aspect « plus repoussant que les idiots et les imbéciles de nos asiles, « cela ne saurait jamais constituer une différence importante » entre le crétinisme et l'idiotie ». (*Discussion à l'académie de médecine.*)

D'après M. Fabre, de Meironnes, les idiots et les crétins « ne « sont que des variétés de la même dégénérescence, provenant « de l'intensité d'action plus ou moins grande de la même cause. (*Traité du goître et du crétinisme*, p. 158).

Les auteurs, au contraire, qui soutiennent que le crétinisme n'est point un arrêt de développement, mais une maladie curable, veulent, pour être conséquents, qu'il soit tout-à-fait distinct de l'idiotie. « Les crétins et les idiots, dit M. Ferrus, ne sau-« raient être confondus ni au point de vue symptômatique, ni « au point de vue psychologique, ni au point de vue anatomi-« que : sous le rapport symptômatique, car jamais l'intelligence « n'a paru, chez les crétins les plus avancés, aussi radicalement « absente que chez certains idiots de nos hospices. (*Discussion « à l'Académie de médecine.*) Cependant M. Ferrus disait dans « son mémoire : » « l'idiotie complète et le crétinisme avancé « offrent, sans doute, la même annihilation intellectuelle et « morale ».

Selon M. Bouchardat, outre les caractères généraux qui distinguent les idiots et les crétins, « il existe une différence con-« sidérable entre ces deux états différents, qu'on trouve surtout « dans les causes génératrices (*Discussion à l'Académie de médecine*). Il est certain que si l'on parvient à démontrer que les eaux sulfatées calciques prises en boisson produisent le crétinisme, comme le prétend le savant académicien, et qu'elles soient impuissantes à produire l'idiotie, on ne pourra se refuser à admettre que l'idiotie et le crétinisme sont deux maladies distinctes. Mais cette démonstration n'est point faite, comme nous le verrons en parlant de l'étiologie.

M. Nièpce admet d'abord que le crétinisme est une variété « très distincte de l'idiotie » (*t.* 1, *p.* 133): mais en lisant attentivement son ouvrage, on s'aperçoit que ses études et ses recherches nombreuses ne lui ont fait découvrir aucune différence importante entre l'idiotie et le crétinisme. Ainsi il dit à la première page de son ouvrage : « Le crétinisme diffère de l'i-« diotisme simple en ce sens que le corps d'un idiot est sou-« vent bien conformé, tandisque le crétin est un idiot dont la « conformation physique a subi une dégradation générale. » Ce qui ne l'empêche pas d'écrire plus loin : « Les crétins prés n-« tent peu de différence des idiots, sous le rapport de l'intel-« ligence et *du développement des formes extérieures.* » T. « 1. *p.* 133). Les crétins jouissent d'une assez bonne santé, et « *leur corps est assez bien conformé* (*p.* 137.) On pourrait « dire, ajoute-t-il, que les idiots sont les crétins des plaines, « bien que leur nombre soit beaucoup moindre que ne l'est celui « des crétins dans les montagnes. » *p.* 137 *et* 138).

La différence entre l'idiot et le crétin est si peu marquée que M. Nièpce est obligé, dans sa description du crétinisme de se servir des mêmes expressions que le docteur Fabre emploie dans *le Dict. des dict. de médecine*, pour décrire l'idiotisme :

CRÉTINISME	IDIOTISME
Nous avons dit que le cré-« tinisme était congénial ou « qu'il ne se développait sou-« vent que quelque temps après « la naissance Dans le pre-« mier cas, l'absence des fa-« cultés cérébrales est, en gé-« néral, plus complète parceque « l'arrêt de développement a	« On le distingue en congé-« nial ou inné, et en acquis ou « accidentel suivant qu'il existe « au moment de la naissance « ou n'apparaît que postérieu-« rement. Dans le premier cas, « l'absence des facultés céré-« brales est, en général, plus « complète parceque l'arrêt de

« porté sur l'élément primordial des facultés. Aussi est-ce au crétinisme congénial qu'appartiennent les types de dégradation extrême qu'on observe dans les localités les plus infectées. Le crétinisme, qui se manifeste seulement quelques années après la naissance est, au contraire, généralement moins prononcé, car il survient chez des individus présentant déjà quelques instincts, quelques traces de facultés morales et intellectuelles ; de là résultent des différences dans l'intensité du crétinisme. Le crétinisme présentant des degrés nombreux depuis l'individu le plus dégénéré jusqu'à celui qui est le plus susceptible de présenter quelques phénomènes de conscience, il a été nécessaire que les différents auteurs qui se sont occupés de cette importante question cherchassent à établir, au milieu de cette masse hétérogène, des distinctions propres à faciliter les descriptions des formes les plus saillantes de cette infirmité. » (*Niepce, traité du goître et du crét. t. 1, p. 140*).

« développement a porté sur l'élément primordial des facultés ; aussi est-ce à l'idiotisme congénial qu'appartiennent les types de dégradation extrême dont nous citerons plus tard des exemples. L'idiotie accidentelle ou acquise est, au contraire, généralement moins prononcée, car elle frappe des individus qui présentent déjà des instincts et même un commencement d'évolution normale des facultés morales et intellectuelles. De là des différences dans l'intensité de l'idiotie. L'idiotie offre des degrés nombreux à l'aide desquels on s'élève insensiblement de l'individu le plus dégradé à celui qui est le plus susceptible de présenter des phénomènes de conscience : il a donc été nécessaire d'établir, au milieu de cette masse hétérogène, des distinctions propres à faciliter la description des formes les plus saillantes de cet état mental. » (*Dict. des dict. de médecine, t. 1, p. 121*).

M. Dubois d'Amiens admet trois classes d'idiots : il range dans la première ceux qui sont dans le plus haut degré d'abrutissement, et sont réduits à l'*automatisme* ; dans la deuxième, ceux qui ne possèdent que *des instincts* et dans la troisième ceux qui ont *des instincts* et *des déterminations raisonnées*.

On est frappé de la ressemblance qui existe entre ces trois classes d'idiots et les trois classes de crétins du docteur Trombotto : 1re classe, *crétins* doués seulement de facultés végétatives, dépourvus entièrement des facultés reproductives et intellectuelles, sans langage articulé; 2e classe, *semi-crétins* doués des facultés végétatives et reproductives et de quelques rudiments de langage; facultés intellectuelles limitées strictement aux besoins du corps et correspondant aux seules impressions des sens; 3e classe, *crétineux* doués des facultés végétatives et reproductives; langage moins imparfait, en paroles comme en gestes, facultés intellectuelles moins limitées, mais toujours en dessous du niveau ordinaire; enfin, avec quelque aptitude pour apprendre un métier ou pour se livrer à divers travaux.

Les autres caractères signalés comme capables de séparer le crétinisme de l'idiotie sont l'endémicité, la conformation extérieure du corps, la dégradation physique plus prononcée dans un cas que dans l'autre. M. Ferrus est allé jusqu'à admettre une *cachexie crétineuse*.

Pour que l'endémicité fût un caractère différentiel, il faudrait qu'il appartînt exclusivement au crétinisme, et que celui-ci ne fût jamais sporadique. Or, d'un côté, la commission piémontaise a trouvé des cas de crétinisme sporadique dans les *villes anciennes, à rues étroites et obscures*, et de l'autre, M. Baillarger soutient que, non-seulement, l'idiotie est endémique là où le crétinisme disparaît, mais encore que l'on trouve dans les mêmes localités, quelquefois dans les mêmes familles, par conséquent sous l'influence des mêmes causes, un mélange de crétins, d'idiots, de sourds-muets et de fous.

Le docteur Morel, dans son *Traité des dégénérescences*, dit aussi : « Le goître, la surdi-mutité, le rachitisme, l'imbécillité et « l'idiotie sont les maladies, les infirmités et les états dégénératifs qui existent concurremment avec le crétinisme. »

Les faits dont nous sommes témoin nous-même, chaque jour, nous portent à admettre, sans réserve, l'opinion de M. Baillarger. En effet, nous voyons, dans les localités où le crétinisme est endémique, le même village, la même famille fournir des crétins à taille rabougrie, à membres trapus, à figure stupide, des imbécilles et des idiots d'une taille élancée, des sourds-muets plus ou moins intelligents, bien conformés et des fous dont la conformation extérieure ne laisse rien à désirer. Nous avons connu, dans la commune de Saint-Martin de Queyrières, deux frères, l'un petit, goitreux, présentant tous les caractères du semi-crétinisme, l'autre de haute taille, bien fait, vigoureux, intelligent, qui a eu des accès de délire maniaque, plusieurs fois en sa vie. Un autre cas à peu près semblable s'est présenté dernièrement à notre observation. Il y a, dans la même famille, deux frères dont l'un est sourd-muet, idiot, mal conforméet l'autre fortement constitué, de haute taille, d'une conformation régulière, mais atteint de folie : leur mère est goitreuse et ne jouit pas de l'intégrité de ses facultés intellectuelles. Nous pourrions citer plusieurs exemples de cette nature.

Le curé d'une paroisse où les goîtreux et les crétins sont nombreux nous disait que parmi ceux qui ne présentaient pas les caractères du crétinisme, plusieurs avaient un *grain* de folie.

Nous sommes donc en mesure d'affirmer, que dans les communes du Briançonnais où le crétinisme est endémique, on rencontre, en assez grand nombre, des fous, des sourds-muets, des imbécilles et des idiots. Bien plus, on trouve, au milieu de ces populations dégénérées, des individus doués de tous les attributs de l intelligence et de la constitution vigoureuse des montagnards.

L'idiotie endémique ne serait, d'après M. Ferrus, que du *crétinisme affoibli*. Mais ce crétinisme affaibli ressemble donc bien à l'idiotie, puisque des observateurs très habiles se trompent, tous les jours, et prennent l'un pour l'autre.

Les caractères différentiels tirés de la conformation extérieure et de la dégradation physique sembleraient avoir plus d'importance. Mais d'abord on a fait remarquer que cette différence conformation n'est pas générale. Si la plupart des crétins sont goîtreux, plusieurs idiots ont aussi le goître ; la tête des crétins, dit-on, est généralement plus grosse; Fodéré et d'autres, après lui, l'ont trouvée plus petite, semblable, dès lors, à celle des idiots. D'ailleurs, il n'est point vrai, comme on l'a cru jusqu'à ces derniers temps, que les idiots soient microcéphales. Les savantes recherches de M. Lélut ont démontré que la microcéphalie était très rare, chez eux, et que les dimensions de leur crâne s'écartaient peu de la moyenne normale. La dépression frontale sus-orbitaire observée par M. Cerise, chez les crétins, a été remarquée aussi, chez les idiots par M. Ferrus. Ce dernier et M. Niépce ont signalé, chez les plus dégradés d'entre les crétins, l'aplatissement de la voûte palatine, et, chez les moins avancés, souvent l'étroitesse et l'élévation de cette voûte. Ces anomalies existent aussi chez les idiots et les imbécilles. Les crétins ont la tête saillante en haut et aplatie transversalement; Pinel a observé aussi que, chez les idiots le diamètre perpendiculaire prédominait sur les autres, et surtout sur le transversal. Enfin, on trouve chez l'idiot le plus dégradé, aussi bien que chez le crétin complet, une densité plus marquée de la substance cérébrale, le peu de saillie des circonvolutions, le peu de profondeur des anfractuosités, et le défaut de symétrie dans les diverses parties du cerveau.

M. Ferrus était trop bon observateur pour ne pas s'apercevoir que, dans les pays crétinifères, tous les individus rangés par lui dans la catégorie des crétins ne se ressemblent pas, sous le rapport des formes et ne présentent pas, au même degré, cette détérioration physique, qui est l'apanage exclusif des véritables crétins. Aussi, a-t-il été forcé d'admettre deux types dans le crétinisme. Dans le premier type, « la taille est ramassée; les mem« bres trapus, les extrémités grossièrement sculptées, le cou

« court et gros, le crâne volumineux, la face plate et dure, les « joues molles et cellulaires, les lèvres boursouflées, les « rides profondes. Le deuxième type se distingue par l'élan- « cement du tronc, la gracilité des membres, la longueur « et la flexibilité du cou, la forme anguleuse du visage, la « saillie de la bouche déterminée par le prolongement des « os maxillaires. » On voit bien évidemment que les carac- tères physiques assignés au deuxième type ne sont autres que ceux attribués, par tous les auteurs, aux imbéciles et au idiots.

Tous les efforts que l'on fait pour distinguer le crétinisme de l'idiotie sont donc inutiles. On ne peut admettre entre les crétins et les idiots d'autre différence que celle qui résulte de la conformation extérieure et du développement plus ou moins incomplet de l'organisme. Cette différence n'a point l'importance qu'on veut lui donner. Nous disons donc, avec M. Baillarger : Chez les idiots, la constitution acquiert son entier développe- ment, il n'y a arrêt que dans l'évolution cérébrale; tandis que, chez les crétins, il y a *développement incomplet, irrégulier et très lent de tout l'organisme*. En un mot, le crétinisme n'est autre chose que l'idiotie sous la forme la plus abjecte; et parce que cette forme plus abjecte, cette dégradation physique plus marquée se montre, le plus ordinairement, dans les contrées montagneuses, est-ce un motif suffisant pour affirmer que le crétinisme des montagnes doit former une maladie à part et tout à fait distincte de l'idiotie des plaines, quand ces deux maladies se ressemblent sous tous les autres rapports ? On s'explique faci- lement cette différence de conformation entre les idiots des plaines et les crétins qui sont les idiots des montagnes, quand on tient compte des rapports intimeo qui existent entre l'homme et la contrée qu'il habite. Il est impossible de méconnaître l'in- fluence du climat, des variations atmosphériques, du genre d'occupation et du régime pour modifier la taille, les formes du visage, le teint et même les gestes et les habitudes.

En France, la conscription prouve, tous les ans, que les habitants des montagnes sont d'une taille plus exiguë que ceux des plaines. Les départements les moins bien partagés, sous le rapport de la taille, sont aussi les moins riches et les moins industriels : l'accroissement de la taille marche avec les progrès de l'industrie et de l'aisance. Au même âge, la taille des individus des classes aisées est plus élevée que celle des classes pauvres. Les populations pauvres sont, en général, plus laides que les riches. « La nourriture, dit Buffon en parlant des va-« riétés de l'espèce humaine, fait beaucoup à la forme: des « nourritures grossières, malsaines ou mal préparées peuvent « faire dégénérer l'espèce humaine. Tous les peuples qui vi-« vent misérablement sont laids et mal faits. »

Les lieux, d'après M. Maury, de l'Institut, exercent une « influence considérable sur le développement du cerveau et « l'évolution des organes qui concourent, avec ce viscère, à la « vie. On a constaté, en Écosse, que les hautes terres donnent « trois fois plus d'idiots que les basses. » (*Revue des Deux-Mondes*.)

Un fait généralement reconnu aussi, c'est que les idiots sont plus nombreux dans les campagnes que dans les villes, et se rencontrent, en très grand nombre, dans tous les pays pauvres et peu civilisés. Il résulte également des recherches faites en Angleterre, par M. Halliday que l'idiotie sévit plus fréquemment dans les localités agricoles que dans celles vouées à l'industrie.

S'il en est ainsi, on peut admettre, sans difficulté, que plus un pays sera pauvre, plus la dégradation physique sera grande chez les idiots qu'il produit, et ces idiots présenteront alors tous les caractères assignés aux crétins. Cette physionomie spéciale, cette habitude particulière du corps que l'on a remarquée dans la population des pays infectés de crétinisme et que M. Ferrus a qualifiée de *cachexie crétineuse*, n'est point générale. Nous avons toujours vu, dans le Briançonnais, que les localités où règne l'endémie crétineuse produisaient aussi un certain nombre d'hommes de haute taille, forts, robustes, intelligents et contrastant, sous tous les rapports, avec les crétins. M. Niépce est tombé dans l'exagération quand il a écrit que dans la Vallée de Vallouise « *tous* les individus présentent un aspect cachec« tique et un air empreint de stupidité ! Ils ont une volonté « obtuse, sont lents à parler, lents à marcher, et encore plus « lents au travail » (*t.* 11. *p.* 189-190).

Ces assertions, du reste, concordent peu avec ce qu'il avait écrit précédemment : « Actif et entreprenant, l'habitant des val« lées qui dépendent du Mont-Pelvoux supporte, avec impa« tience, l'inaction à laquelle l'hiver le condamne » (*t*, 1. *p*. 228).

On peut dire que, dans ces malheureux pays, les enfants qui naissent doivent se diviser en trois catégories : 1° Ceux qui naissent avec une faible constitution et une organisation très imparfaite et qui meurent peu après leur naissance ; 2° ceux qui, étant d'une constitution moins débile et d'une organisation moins imparfaite, peuvent lutter, non sans dommage, pendant un certain nombre d'années, contre les agents destructeurs qui les entourent et qui parviennent à l'âge adulte sans avoir acquis tout leur développement physique et intellectuel; 3° ceux enfin, qui, fortement constitués et doués d'une organisation parfaite, croissent et se développent, malgré l'action incessante des influences délétères.

Si nos savants académiciens connaissaient, comme nous, les conditions affreuses, épouvantables dans lesquelles certaines populations des Alpes traînent leur pénible existence, ils seraient moins étonnés de leur dégradation physique. Ils s'étonneraient, plutôt, que cette dégradation ne fût pas plus générale et plus prompte. La vie de l'homme, dans ces sombres et stériles contrées, est une lutte incessante, depuis le moment de la conception, jusqu'à celui de sa mort, contre toutes les rigueurs de la nature et tous les agents de destruction. Apreté du climat, travaux excessifs et souvent infructueux, nourriture malsaine et insuffisante, habitations insalubres, malpropreté, tout concourt à miner la constitution et à faire dégénérer l'organisme. A toutes ces causes ajoutez l'hérédité dont la puissance pathogénique va en croissant, à chaque génération, et vous finirez nécessairement par obtenir une population chétive, rabougrie et enfin crétineuse.

III

Quelle relation y a-t-il entre le goitre et le crétinisme?

Le goitre et le crétinisme sont deux affections que l'on ne peut séparer, surtout quand on veut en rechercher les causes. Quoiqu'on trouve beaucoup de goitreux très intelligents et un certain nombre de crétins sans goitre, il n'en est pas moins vrai que l'on est sûr de rencontrer le crétinisme, sous quelques-unes de ses formes, partout où le goitre est endémique. Tous les auteurs considèrent ces deux maladies comme essentiellement liées entre elles.

« Le crétinisme, dit Fodéré, ne se trouve que là où il y a du « goitre; il marche de pair avec cette maladie, et je le présume « n'en être que l'effet immédiat ayant pour cause éloignée la « même cause que le goitre. (*Traité du goit. et du crét. p.* 97) « La propagation du crétinisme suppose toujours des parents « goitreux (*p.* 185). Nous observons que les parents qui ont « un goitre un peu considérable ont toujours le malheur d'a-

« voir des enfants dans quelque degré de crétinisme. Nous « induisons de là qu'il est vraisemblable que le goître précède « le crétinisme, et qu'il y a eu des goîtreux avant des crétins. » (*p.* 136).

La commission piémontaise a considéré aussi le goître comme une maladie concomitante et congénère du crétinisme et produite par les mêmes causes.

M. Ferrus, tout en admettant qu'une distance sépare le goître du crétinisme, et que ce sont là deux formes d'affections distinctes, avoue cependant que là où le goître existe, « il y a « sinon crétinisme, du moins tendance à cette affection. » Et que ces deux maladies semblent se développer sous l'influence des mêmes causes.

M. Bouchardat est d'avis qu'il existe une « relation bien ma- « nifeste entre le goître endémique et le crétinisme. » Il regarde le crétinisme comme le dernier terme de l'affection dont le goître serait souvent le premier degré.

Selon M. Niepce, le goître et le crétinisme ont des rapports tellement nombreux qu'il les considère comme le résultat des mêmes influences délétères. « Les causes du goître, dit-il, sont « multiples et les mêmes que celles du crétinisme, et je considère « le goître comme le premier degré de la dégénérescence de « l'organisme, et dont le crétinisme est le dernier degré. » (*t.* 1 *p.* 62).

M. Fabre, de Meironnes, reproduisant les idées de Fodéré, admet non seulement que le crétinisme, chez les enfants, suppose, lorsqu'il est endémique, la préexistence du goître à l'état de développement considérable dans les ascendants ; mais encore que le goître héréditaire ou acquis est la cause « principale ou « essentielle du crétinisme par ses effets locaux et généraux sur « l'organisme. »

Nous avons toujours vu aussi, dans les Alpes, que les localités qui ont quelques crétins ont la majeure partie de leurs habitants atteints de goître. Celles, au contraire, qui n'ont pas de goîtreux, ou dans lesquelles les goîtreux sont clair-semés, sont exemptes de crétinisme. Ainsi, sur vingt-sept communes dont se compose l'arrondissement de Briançon, on n'en compte que *onze* qui produisent des individus atteints de crétinisme à des degrés différents ; ce sont celles où le goître est excessivement commun; *cinq* ont quelques goîtreux, sans crétins et *onze* n'ont ni goîtreux ni crétins.

A ce propos, nous devons dire que M. Nièpce, qui a donné un tableau statistique des goîtreux et des crétins des Hautes-Alpes a été induit en erreur et qu'il n'est point vrai, comme on le lui a dit, que les *cent quatre-vingt-neuf communes* composant ce département soient toutes, *sans exception*, habitées par un grand nombre de goîtreux (*t* 1, *p*. 226). Dans le seul arrondissement de Briançon, onze communes, comme nous venons de le dire, en sont totalement exemptes. D'ailleurs, on n'a qu'à jeter un coup d'œil sur le tableau statistique de M. Nièpce pour s'apercevoir que, contrairement à l'assertion émise dans le cours de son ouvrage, *quarante-neuf* communes figurent comme n'ayant ni goîtreux, ni crétins. A ces quarante neuf communes nous pourrions en ajouter plusieurs autres. La statistique des goîtreux et des crétins des Hautes-Alpes est donc à refaire : le tableau de M. Nièpce n'a point l'exactitude qu'il lui attribue, et ce n'est point à MM. les curés, quelque soit *leur dévouement dans les questions qui touchent à l'humanité*, que l'on doit s'adresser pour avoir des renseignements exacts sur des questions médico-scientifiques. Nous devons ajouter que nous avons témoigné notre étonnement à plusieurs curés du Briançonnais de ce qu'ils avaient, en 1851, désigné comme infectées de goîtres et de crétinisme des paroisses où nous n'avions jamais observé ces maladies. Leur étonnement a été aussi grand que le nôtre, et ils nous ont affirmé qu'ils n'avaient jamais donné des renseignements semblables.

Quoi qu'il en soit, la relation qui existe entre le goître et le crétinisme est si évidente qu'elle n'échappe pas même aux habitants de nos montagnes. Demandez-leur, par exemple, comment il se fait que, dans telle ou telle famille, on trouve des enfants entachés de crétinisme; tandis que le père et la mère paraissent bien constitués et sains. Ils ne manqueront pas de vous répondre que parmi les ascendants qu'ils ont connus, il y avait des goîtreux.

IV.

Les causes qui produisent le goître peuvent-elles aussi donner naissance au crétinisme? Quelles sont ces causes?

Dans l'étude du goître et du crétinisme, la question la plus importante est celle de l'étiologie, car c'est sur elle que reposent les véritables fondements de la prophylaxie et de la thérapeutique de ces deux maladies. C'est aussi sur cette partie que les médecins ont appliqué toute leur attention. Mais leurs recherches, jusqu'ici, ont été sans résultat satisfaisant. S'ils sont peu d'accord sur la nature du crétinisme, sur ses caractères anatomiques, sur les rapports qui le lient au goître et à l'idiotie, ils le sont bien moins encore quand il s'agit d'en indiquer les causes. Tous s'accordent généralement, comme nous venons de le voir, à admettre que le goître et le crétinisme se développent sous l'influence des mêmes causes. Mais, les uns signalent une cause unique dont l'action faible dans les pays où il n'y a que du goître, serait beaucoup plus énergique dans les contrées où règnent, à la fois, le goître et le crétinisme. Les autres en admettent un nombre considérable qu'ils divisent en directes et indirectes et dont l'action simultanée produit, selon les circonstances et selon les individus, d'abord le bronchocèle, et ensuite la dégénérescence complète de l'organisme.

On a, tour à tour, accusé le sol, les eaux, l'air atmosphérique, l'électricité, la misère, la malpropreté, le défaut de soins dans les premières années de la vie, etc. Ce qu'il y a de certain, c'est que ces deux maladies ont toujours été observées dans les mêmes lieux où elles se rencontrent encore aujourd'hui, de même que l'on a toujours vu le choléra sur les rives du Gange, la peste sur celles du Nil et la fièvre jaune en Amérique. On a donc pensé, avec raison, que c'étaient les influences locales du climat et du sol que l'on devait étudier, afin de saisir le lien qui les unit aux altérations organiques et arriver ainsi à découvrir les causes de cette singulière dégénérescence de l'espèce humaine. Mais on ne doit pas oublier que le goître a été observé sous toutes les latitudes, et dans les pays les plus dissemblables par le climat, la température, par la constitution minéralogique et la configuration du sol.

On l'a trouvé, en Asie : dans les monts Himalaya, dans le Bengale, au nord de la Chine, sur les bords de la Léna, dans la Sibérie, à Java, à Sumatra; en Afrique : dans les monts de la Lune, à Madagascar et sur les bords du Niger ; en Amérique : M. de Humboldt a vu des goîtres sur les bords du Rio-Magdalena, sur le plateau de Bogota, à 6,000 pieds au-dessus du niveau de la rivière, dans les Andes et à l'isthme de Panama. M. Auguste de St-Hilaire a rencontré des goîtres dans la région montagneuse du Brésil, dans les environs de Villa-Rica et aux environs de St Paul, dont le climat est assez chaud. Le docteur Richardson en a vu beaucoup à Edmonton, à l'est des montagnes Rocheuses. En Europe, on trouve le goître presque partout: en Ecosse, en Transylvanie, dans les monts Krapacks, en Styrie, dans le Tyrol, dans les Alpes, dans les Pyrénées et dans les montagnes des Asturie

En France, selon M. Grange, le goitre est endémique sur toute notre frontière orientale, depuis le département du Nord jusqu'à celui du Var. Il se montre dans les Vosges, les Alpes, les Cevennes, les Pyrénées, dans le Rouergue, dans la Limagne d'Auvergne et dans le Soissonnais. M. Vingtrinier a signalé sa présence sur les bords de la Seine, dans les environs d'Elbeuf. Sur tout le littoral de la mer le goître et le crétinisme sont entièrement inconnus. Le nombre des personnes atteintes de goître, en France, serait, toujours d'après M. Grange, de près de 450 mille et le nombre de celles frappées de crétinisme de 35 à 40 mille.

Puisque le goître et le crétinisme se trouvent dans des contrées aussi différentes par leur sol, leur climat et la manière de vivre des habitants, il faut absolument que l'on trouve, dans chacune d'elles, certaines conditions spéciales qui leur soient communes et sous l'influence desquelles l'organisme subisse la dégénérescence qui nous occupe.

Nous allons maintenant passer en revue les principales causes assignées, par les auteurs, comme capables d'engendrer le goître et le crétinisme, et nous signalerons celles qui, dans les Alpes Briançonnaises, nous ont paru véritablement efficaces.

M. Grange ayant remarqué que le goître et le crétinisme sont endémiques sur les terrains magnésiens a été conduit à penser que ces maladies devaient être attribuées à l'usage des eaux tenant en dissolution des sels de magnésie.

M. Bouchardat est convaincu que les eaux potables ont une influence prédominante sur la production du goitre et du crétinisme. Il a d'abord accusé les eaux contenant du sulfate de chaux; mais il semble croire, aujourd'hui, que l'on doit accuser, avec plus de raison, celles qui contiennent des matières organiques

M. Billiet, cardinal, et archevêque de Chambéry, fait jouer le principal rôle aux eaux argileuses et tufeuses contenant en dissolution ou en suspension une substance nuisible qu'il ne peut déterminer.

M. Mac Clelland, médecin anglais, qui a étudié ces maladies dans l'Himalaya pense qu'elles proviennent des eaux contenant des sels calcaires.

La commission de Piémont, tout en rejetant l'opinion qui attribue le goître et le crétinisme à la nature des eaux potables, admet cependant que leur mauvaise qualité peut en être une cause éloignée, et avoue que dans les lieux les plus infectés, on attribue généralement le goître aux eaux traversant des terrains calcaires.

M. Ferrus admet des causes multiples, et accorde une certaine influence aux eaux traversant des prairies ou des terrains cultivés. Mais il veut que pour le goître et le crétinisme, comme pour toutes les maladies endémiques, le principal rôle étiologique appartienne aux dispositions locales, *en tant surtout qu'elles peuvent vicier l'atmosphère.*

M. Fabre, de Meironnes, regarde comme cause efficiente du goître la mauvaise qualité des eaux, et, sans s'occuper de leur analyse chimique, il déclare *mauvaises* celles qui sont insipides, qui dissolvent mal le savon, et cuisent mal les légumes, quelle que soit d'ailleurs leur composition. Il a remarqué que les eaux des pays de goître ont la propriété de dissoudre une plus grande quantité de sel marin. Le goître une fois produit par les eaux serait le *père du crétinisme.*

M. Boussingault a signalé, comme causes, la désoxygénation de l'eau, produite soit par l'élévation des lieux, soit par le contact prolongé de ce liquide avec des matières avides d'oxygène, telles que le bois pourri, les feuilles mortes, etc., d'autres, avant lui, avaient déjà rangé parmi les causes génératrices les eaux provenant de la fonte des neiges, comme trop froides et peu aérées.

M. Chatin veut que l'affection goîtreuse et crétineuse soit la conséquence du manque d'iode dans l'air, dans les eaux et dans les produits du sol servant à l'alimentation.

Un savant russe, M. Kachine, qui a observé le goître et le crétinisme sur les bords de l'Oural, dans le district de Nertchinsk, adopte l'opinion du chimiste français.

M. Morel, dans son *Traité des dégénérescences*, dit que le crétinisme est dû à un *principe intoxicant*, agissant sur le système nerveux, *à la manière d'un miasme délétère*. Ce principe intoxicant serait produit par le sol et dépendrait de sa constitution géologique.

M. Vingtrinier, de Rouen, pense aussi qu'il existe un *miasme spécifique*, qu'il appelle *miasme du goître*, fixé et développé dans les couches superficielles du sol, et agissant sur l'organisme par l'intermédiaire de l'air et des eaux (*Du goître endémique sur les rives de la Seine.*)

« J'ai toujours regardé, dit M. Foissac, le crétinisme comme « la plus haute période que puisse atteindre la constitution « scrofuleuse. Serait-il donc impossible que cette cruelle « maladie exerçât ses ravages sur la substance même du cerveau et, par là, donnât naissance au crétinisme? » Les causes du crétinisme seraient donc, selon cet auteur, les mêmes que celles de la scrofule. Quelques observateurs, avant lui, avaient déjà émis cette opinion, qui se rapproche de celle qui prétend que le crétinisme n'est qu'une forme du rachitisme.

Fodéré pensait que les eaux crues, séléniteuses, calcaires, ne peuvent être considérées comme la cause du goître et du crétinisme, puisque ces maladies sont endémiques dans des contrées où les eaux n'ont point ces qualités malfaisantes. *L'humidité permanente de l'air jointe à la cha...* lui paraît être la véritable cause qui les provoque.

Selon M. Nièpce, *l'existence d'une cause unique est inad-*

nuisible. Aussi en-a-t-il énuméré quinze, les unes *directes*, les autres *indirectes*. Les premières inhérentes aux pays infectés suffisent seules pour produire le goitre et le crétinisme. Les secondes ne peuvent seules engendrer ces maladies; mais elles ajoutent leur action à celle des causes directes et rendent celles-ci plus actives. Cet auteur range les eaux tantôt parmi les causes directes (*t.* 1 *p.* 293), tantôt parmi les causes indirectes (*p.* 383); ce qui prouve qu'il ne leur attribue pas une influence bien marquée. Il se rapproche plutôt de l'opinion de Fodéré, et accorde une influence prédominante à *l'air humide et non renouvelé* des vallées profondes, resserrées, sinueuses, telles que celles qu'il a parcourues dans les Alpes.

D'après tout ce que venons de voir, il est évident que, malgré la divergence d'opinions qui existe, parmi les auteurs, sur l'étiologie du goître et du crétinisme, la plupart d'entre eux accordent aux eaux potables une influence toute spéciale, comme cause directe déterminante et à peu près unique de ces maladies. Ainsi les uns accusent les eaux d'une manière générale, sans pouvoir indiquer la substance nuisible, les autres allant plus loin croient avoir trouvé cette substance qui n'est pas la même pour tous (magnésie, plâtre, chaux, etc.) D'autres enfin les accusent non point à cause de tel ou tel principe nuisible qu'elles contiennent, mais parcequ'elles manquent d'iode ou d'oxygène.

L'étiologie hydrologique a donc une importance qu'on ne saurait contester, et ce qu'il y a de remarquable, c'est que non seulement elle est admise par les hommes de science, mais encore par les populations des pays crétinifères. Il serait donc très utile, pour arriver à la connaissance de la vérité, sur cette question, que nos habiles chimistes, selon le désir de M. Bouchardat, fissent des expériences directes et des analyses quantitatives multipliées de toutes les eaux qui servent aux usages des populations parmi lesquelles sévissent le goître et le crétinisme.

Dans le Briançonnais, la croyance populaire est aussi que les eaux seules sont la cause du goître. A St-Chaffrey, une des communes les plus infectées, existe une source qu'on nomme *la fontaine des goîtreux* et l'on assure que plusieurs jeunes gens, à l'approche du tirage au sort, en font usage pour acquérir un goître dont le volume soit capable de les faire exempter du service militaire. Les eaux de cette source, comme toutes celles qui servent aux usages des habitants de St-Chaffrey, sourdent à la base d'une montagne où se trouvent des masses considérables de plâtre, avec cette différence que celles qui alimentent les fontaines du village, recueillies dans des conduits, ont encore un long trajet à parcourir avant de servir aux besoins domestiques. Ce serait là un nouveau fait à l'appui de l'opinion de M. Bouchardat; mais on peut lui opposer des faits contraires. Ainsi les eaux potables de la plupart des villages de l'arrondissement de Briançon où l'on observe le goître, ne traversent pas des terrains gypseux comme celles de St-Chaffrey. Les unes prennent leur source dans des montagnes calcaires, et les autres dans des montagnes granitiques. Fodéré, nous l'avons déjà dit, a fait remarquer que le goître et le crétinisme sont endémiques dans des contrées où les eaux ne sont ni séléniteuses, ni calcaires.

M. de Humboldt a observé des goîtres à Mariquita, à Honda, à Santa-Fé de Bogota (Colombie) et les plus hideux se trouvent à Mariquita où les sources, d'après ses expériences, sont plus pures que celles de Honda et de Santa Fé. Dans l'Amérique septentrionale, on rencontre beaucoup de goîtreux parmi les individus qui boivent les eaux de la rivière Sascachawan dans son cours supérieur, et on n'en trouve plus chez ceux qui font usage des eaux de la même rivière dans la partie inférieure de son cours, quoique en ce dernier endroit l'eau soit troublée et blanchie par le sulfate, et le carbonate de chaux, M. Foissac, qui a fait un savant travail sur les eaux de Louëche, a constaté que les Valaisans, qui font usage de ces eaux, pendant quelques mois, voient leur goître diminuer ou même disparaître. Or le sel minéralisateur essentiel des eaux de Louëche est le sulfate de chaux.

Nous n'admettons pas que les eaux froides provenant de la fonte des neiges ou des glaciers puissent donner naissance au goître. Nous voyons, tous les jours, les preuves du contraire. Ainsi les communes de La Grave, du Villard-d'Arènes, si voisines des glaciers, celles de St-Véran et du Mont-Genèvre qui sont à 2,000 mètres d'élévation, et qui boivent les eaux les plus froides du Briançonnais ont une très belle population, sans goîtreux ni crétins.

L'opinion émise par M. Ferrus sur les qualités nuisibles des eaux traversant des terrains cultivés ou des prairies nous paraît aussi inadmissible. Nous connaissons un grand nombre de localités, notamment dans la vallée du Queyras, dont les fontaines sont alimentées par des sources qui se trouvent dans les conditions signalées par M. Ferrus, et cependant le goître et le crétinisme y sont inconnus.

Le goître et le crétinisme sont-ils le résultat de l'absence de l'iode dans l'air, les eaux et les aliments? S'il en était ainsi, on ne verrait pas sévir ces maladies dans un grand nombre de villages de la vallée d'Aoste et ailleurs, où l'analyse a démontré que les eaux, l'air et le sol contenaient des iodures en quantité notable. M. Niépce a fait, de concert avec M. Chatin, des recherches analytiques, dans l'espace compris entre le Rhône et le sommet de la grande chaîne des Alpes, à partir de l'extrémité nord du département de l'Isère jusqu'à la Méditerranée. Il a divisé cet espace en quatre zônes longitudinales: la 1re part du Rhône, et la 4e comprend les vallées supérieures des crêtes les plus élevées de la chaîne principale. Il a ensuite porté ses investigations en Piémont, sur le versant oriental des Alpes qu'il a également divisé en zônes correspondantes aux zônes françaises. Les analyses de l'air, des eaux douces et du sol, dans ces divers lieux, lui ont fait reconnaître que la 2e zône était moins iodée que la 1ère, la 3e moins que la 2e, et la 4e moins que la 3e. On devrait donc trouver dans les vallées les plus élevées, formant la 4e zône, des goîtreux et des crétins en plus grand nombre que partout ailleurs. Or, c'est le contraire qui arrive : les vallées supérieures, dans les Alpes, ont rarement des goîtreux, et jamais de crétins, et leur population est remarquable par sa force et sa vigueur.

A ce propos, nous devons faire observer que le célèbre de Saussure n'a pas commis une erreur aussi grande qu'on le dit, quand il a avancé que l'on ne voyait pas le goître et le crétinisme dans les villages situés à plus de 600 toises au dessus du niveau de la mer. Quoiqu'il y ait des exceptions à cette règle, elle n'en est pas moins vraie, d'une manière générale, si on l'applique exclusivement aux Alpes, où le savant naturaliste avait fait ses observations.

La théorie de M. Chatin ne nous fait pas connaître la véritable cause du goître. Si les eaux privées d'iode l'engendrent, on peut dire que c'est parcequ'elles contiennent un principe nuisible que M. Chatin n'indique pas, et que l'iode quand il existe, aurait la propriété de neutraliser. C'est ce qui explique le fait qu'il cite du village de Saillon, sur les rives du Rhône, qui n'avait point de goîtreux lorsque les eaux de ses fontaines recevaient une source d'eau iodurée, et qui en a beaucoup depuis que la prise d'eau a été remontée au dessus de cette source. C'est une nouvelle preuve de l'efficacité de l'iode contre le goître ; mais cela ne nous éclaire point sur la cause qui le produit.

L'opinion de M. Foissac, qui regarde le crétinisme comme une variété de la scrofule portant plus spécialement ses ravages sur l'encéphale, a quelque chose de spécieux. Si l'on admet que le vice scrofuleux se manifeste sous un grand nombre de formes et a son siège tantôt dans le système lymphatique, tantôt dans le système osseux, rien n'empêche d'admettre qu'il puisse atteindre aussi le système nerveux. Combien de traits de ressemblance n'aperçoit-on pas entre le crétin et le scrofuleux? Tous les deux ont une conformation peu régulière : la tête volumineuse, les lèvres épaisses, le visage bouffi, le teint blafard, la poitrine étroite, le ventre proéminent, les articulations saillantes, les chairs molles, flasques. Ils ont l'un et l'autre de l'apathie et une répugnance extrême pour tout exercice physique et intellectuel ; ils sont sujets aux ophtalmies chroniques, aux écoulements d'oreille, aux aphtes, aux catarrhes bronchiques, aux diarrhées chroniques, aux hernies, etc. Quand il s'agit des causes de ces deux maladies, n'invoque-t-on pas, pour l'une comme pour l'autre, la misère, la malpropreté, la mauvaise alimentation, les influences atmosphériques, l'habitation dans des lieux froids, humides, marécageux, la privation de la lumière solaire, la respiration d'un air vicié et non renouvelé? Ceux même qui admettent l'étiologie hydrologique pour le goître et le crétinisme ne peuvent pas repousser l'assimilation de la scrofule et du crétinisme, sous le rapport des causes génératrices. Lugol n'a-t-il pas dit, dans ses *Leçons cliniques* : « L'usage des eaux bourbeuses, privées « d'air, surchargées de matières étrangères, d'une digestion dif- « ficile, d'eau de citerne, etc., etc., donne encore lieu au déve- « loppement de cette maladie, (la scrofule) Ainsi à Reims, dès « qu'on eut substitué aux eaux de puits celles de la petite « rivière de Vesle, le nombre des goitreux et des scrofuleux « si considérable, chez ses habitants, diminua sensible- « ment. »

« Les maladies scrofuleuses et rachitiques, dit M. Nièpce, « sont très répandues dans les vallées des Alpes où règne le

« crétinisme. Un grand nombre de crétins en est atteint; elles se » montrent sous toutes les formes, » (*t.* 1 *p.* 128).

Les observations que nous avons faites nous-même, dans les vallées du Briançonnais, nous font partager complétement les idées de M. Niépce Les crétins de ce pays sont tous scrofuleux ou lymphatiques au dernier degré, et l'on voit, autour d'eux, la scrofule et le lymphatisme exercer leurs ravages sur un grand nombre de ceux que le crétinisme a épargnés.

N'oublions pas que l'affection scrofuleuse, selon Richerand, n'est que *l'exagération du tempérament lymphatique*, et rappelons aussi qu'Alibert avait divisé la scrofule en *Vulgaire et endémique*, et que cette dernière était subdivisée en *rhumatismale, rachitique et crétinique.*

Ajoutons enfin que l'iode et ses préparations qui, de nos jours, sont les anti-scrofuleux par excellence, se donnent aussi, avec beaucoup d'avantage, pour combatre le goître et le crétinisme. Or, d'après Hippocrate, *naturam morborum curationes ostendunt.*

On objecte, il est vrai, que dans les pays froids et humides, que dans les grandes villes, telles que Londres, Paris, Lyon, Lille, etc., les individus qui habitent des rues étroites, humides, privées d'air et de soleil, peuvent devenir scrofuleux sans jamais être atteints de crétinisme. Mais s'ils ne deviennent pas crétins, ils sont quelquefois atteints d'idiotie, et pour nous, comme pour beaucoup de médecins, l'idiotie et le crétinisme ne sont qu'une seule et même maladie. Du reste, pour faire un crétin, il faut, comme l'a dit M. Bouchardat, le concours de plusieurs générations vivant dans de mauvaises conditions hygiéniques et subissant, l'une après l'autre, l'influence de causes spéciales qui, jointes à l'hérédité, finissent par faire dégénérer complétement l'organisme. Or, dans les grands centres, la population se déplace continuellement; les individus changent de lieux, de manière de vivre et peuvent se développer intellectuellement, au contact de la civilisation. Les membres d'une même famille se dispersent, embrassent des professions différentes de celles de leurs parents, en sorte que le vice scrofuleux va en perdant, chez eux, de son activité et finit souvent par s'éteindre. Si au contraire, dans les villes manufacturières, les mêmes familles continuent d'habiter les mêmes lieux et de se livrer aux mêmes travaux, elles s'éteignent à la deuxième ou à la troisième génération ; dès lors, elles ne se perpétuent pas assez longtemps pour que la scrofule puisse, en minant progressivement la constitution, amener l'arrêt de développement dans les organes qui servent d'instrument à l'intelligence.

Il n'en est point ainsi, dans les contrées montagneuses où règnent le goître et le crétinisme. Ici, les individus sont attachés au sol et se marient entre eux. Ils sont privés de tous les avantages que les relations sociales et la civilisation peuvent avoir sur le développement de l'intelligence. Une grande série de générations se succèdent dans les mêmes villages, dans les mêmes maisons, et se trouvent constamment dans les mêmes conditions, sous le rapport du travail, du logement, de l'alimentation et des influences atmosphériques. On comprend dès lors, que les premières générations puissent devenir lymphatiques, les suivantes scrofuleuses et que le vice strumeux altérant, progressivement les liquides et les solides, finisse par produire un arrêt de développement dans les organes qui servent à la manifestation des facultés intellectuelles.

Selon M. Nièpce, les vallées profondes, sinueuses, closes à leur extrémité, sont généralement habitées par un grand nombre de goîtreux et de crétins, parceque dans ces vallées l'air ne circule pas et qu'il est constamment saturé d'humidité, par l'évaporation continuelle de l'eau des torrents, parce que le soleil ne les éclaire que difficilement ou leur refuse même sa lumière, pendant plusieurs mois de l'année.

Il existe dans l'arrondissement de Briançon plusieurs communes présentant toutes ces conditions et qui n'ont ni goîtreux, ni crétins ; tandis que d'autres qui se trouvent dans des conditions tout opposées en possèdent un grand nombre. Entrons dans quelques détails.

Les communes de La Grave et du Villard-d'Arènes sont voisines d'immenses glaciers, dans une vallée très resserrée que parcourent les eaux rapides de la Romanche. Le soleil pendant l'hiver, ne leur prodigue pas ses faveurs. Le Villard-d'Arènes, en particulier, passe de longs jours sans le voir. En dépit de ces conditions si fâcheuses, la population de ces communes est, sans contredit, la plus belle du Briançonnais et une des mieux douées, sous le rapport de l'intelligence. Il n'y a, dans ces communes, ni goîtreux, ni crétins.

Les communes du canton d'Aiguilles, en Queyras, se trouvent dans des vallées profondes, resserrées, qui descendent du Mont-Viso et qui ne sont ouvertes que d'un seul côté. Elles ont peu de soleil, surtout pendant l'hiver. Quelques villages même, tels que celui de Fontgillarde, dans la commune de Molines, en sont privés pendant des mois entiers. Les habitations sont généralement placées au milieu de vastes prairies parcourues, en tout sens, par des canaux d'arrosage. On devrait donc s'attendre à trouver, dans ces communes, des goîtreux et des crétins sans nombre. Aussi M. Niépce, ne tenant compte que de ces conditions topographiques, a-t-il gratifié le canton d'Aiguilles de 350 goîtreux ou crétins. Eh bien, l'observation prouve le contraire. Nous pouvons affirmer que le goître, et le crétinisme y sont inconnus, que la population y est très intelligente et bien constituée. On cite les femmes d'Aiguilles comme les plus jolies du Briançonnais. Si, par hasard, on observe, dans la vallée du Queyras, quelques cas de goître, ce sont des cas isolés comme il s'en rencontre partout, ou bien on les observe chez des Piémontais qui, dans la belle saison, viennent en grand nombre s'y placer comme bergers ou domestiques, et qui appartiennent aux provinces de Saluces et de Pignerol, où cette maladie est endémique.

Nous ne comprenons pas, non plus, comment M. Niépce a pu dire : « le vallon de St-Véran, tourné au nord, entouré de glaciers, est très-froid.... On y rencontre des goîtreux, »Il n'y a ni goîtreux, ni glaciers à St-Véran ; les habitations jouissent de l'exposition du midi au couchant, ce qui fait que, malgré son élévation (2094 mètres) cette commune n'est pas la plus froide des Hautes-Alpes.

Cervières, dans le canton de Briançon, a une population robuste et intelligente ; le crétinisme y est inconnu et le goître ne s'y rencontre que par exception. Cette commune est néanmoins située au fond de la vallée la plus étroite et la plus sinueuse qu'on puisse voir, au confluent des torrents du Bourget et du Blettonet qui, en se réunissant, forment la Cerverette. Elle ne jouit que quelques instants de la lumière solaire pendant les jours d'hiver ; le hameau de Terre-Rouge en est même privé pendant deux mois.

La commune de Névache, au pied de la montagne de l'Aiguille-Noire, à l'extrémité d'une vallée profonde, circonscrite par de hautes montagnes calcaires, et qui n'est ouverte que du côté de l'est, a ses hameaux échelonnés sur la rive gauche de la Clarée. Cette petite rivière, ainsi nommée à cause de la limpidité de ses eaux, a une très faible pente. Son lit, sur plusieurs points, est au dessus du niveau des habitations, qui sont ainsi exposées à l'humidité provenant de l'infiltration des eaux ; les prairies environnantes sont continuellement humides et marécageuses. Le soleil, pendant trois mois de l'hiver, ne s'y montre qu'une ou deux heures, chaque jour. Malgré toutes ces conditions défavorables, il n'y a à Névache, ni goitreux, ni crétins. La population est belle et une des plus intelligentes du Briançonnais. Il y a peu de femmes dans cette commune qui ne sachent lire et écrire.

Le village des Alberts, au pied du Mont-Genèvre, est assis au bout d'une vaste prairie marécageuse, dans l'angle formé par la réunion de la Durance et de la Clarée. Les maisons les plus rapprochées de la prairie ont souvent de l'eau dans leurs caves. Les eaux qui servent aux usages des habitants sont tufeuses et calcaires. Cependant on y chercherait vainement des goitreux et des crétins.

Nous venons de signaler un grand nombre de localités placées dans des conditions que M. Niépce regarde comme très-favorables au développement du goitre et du crétinisme, et qui en sont totalement exemptes. Nous allons en citer plusieurs autres qui se trouvent dans des conditions opposées et qui, cependant, ont des goitreux et des crétins.

Si, de Briançon, nous suivons la vallée de la Guisanne jusqu'au pied de la montagne du Lautaret, nous trouvons des crétins et beaucoup de goitreux à Saint-Chaffrey, des goitreux seulement à Chantemerle, quelques goitreux encore à la Salle, aux Guibertes, au Serre-Barbin, au Freyssinet et on n'en trouve plus au Monêtier, au Casset ni au Lauzet. En sorte que plus la vallée se rétrécit et devient profonde, plus le goitre devient rare, et quand l'on arrive au fond de la vallée, il a complétement disparu. Nous sommes encore, sur ce fait, en contradiction avec M. Niépce qui prétend que « dans les villages de « Lauzet, des Guiberts, de Freyssinet, de Serre, de Bez, de « Chantemerle, on rencontre des goitreux et *des crétins*. » (t. I, p. 235-236.) Mais ce n'est pas tout : Saint-Chaffrey est cité par M. Niépce au nombre des villages qui sont entièrement privés de l'action directe de la lumière du soleil, pendant plusieurs mois ou les trois quarts de l'année, ou qui ne reçoivent le soleil que pendant deux heures, dans les grands jours d'été. (t. 1, p 318). Or, St-Chaffrey est situé dans la partie la plus évasée de la vallée de la Guisanne ; il est exposé au sud-est et jouit toute l'année des rayons directs du soleil, pendant plus longtemps que les autres villages de la même vallée. Dans les jours les plus courts de l'hiver, époque où, sous ce rapport, il est le plus mal partagé, il voit le soleil depuis neuf heures du matin jusqu'à une heure du soir. L'air y est facilement renouvelé par les vents du sud, de l'ouest, et surtout par le vent du nord qui dure ordinairement trois jours consécutifs. Quant aux *prairies humides plantées d'un grand nombre d'arbres*, dont M. Nièpce affirme que St-Chaffrey est environné (t. 1, p. 328), elles n'existent que dans l'imagination de ceux qui ont fourni de tels renseignements à cet honorable médecin. Ces prairies, formées par les alluvions des montagnes calcaires environnantes sont, au contraire, exposées à la sécheresse, et, malgré l'arrosage qu'elles reçoivent une fois par semaine, elles sont très peu productives, lorsque le printemps et l'été sont secs. Les arbres qu'on y voit sont des peupliers rabougris, très clair-semés et éloignés des habitations.

Dans la vallée de Briançon, qui s'étend de la Vachette à St Martin-de-Queyrières, on observe le goître à la Vachette, au Villard-St Pancrace ; le goître et le semi-crétinisme dans les communes de Briançon et de Puy-St-Pierre ; le goître, le semi-crétinisme et le crétinisme complet à Puy-St-André. En parlant de cette vallée, M. Nièpce voulant encore plier les faits à sa théorie, n'a pas manqué de dire : « Cette vallée est très-pro« fonde, ne reçoit le soleil que pendant quelques mois de l'an« née seulement ; aussi les causes qui peuvent déterminer le « goître, telles que l'humidité excessive, la privation du soleil, « l'insalubrité de l'air, y sont tellement puissantes, qu'on a vu

« des régiments composés d'hommes à constitution sèche, pris « dans les départements méridionaux, devenir goîtreux après un « séjour même très court dans la ville de Briançon » (t. 1, p. 235.)

Or, voici la vérité : la vallée de Briançon ne passe pas un seul jour de l'année sans recevoir les rayons directs du soleil, et, dans les jours les plus courts de l'hiver, cet astre reste plusieurs heures sur l'horizon. La ville de Briançon, à cette époque de l'année, jouit du soleil depuis neuf heures du matin jusqu'à trois heures du soir. L'air de Briançon et des communes environnantes est très-pur et très-sec. D'après les observations faites, pendant plusieurs années, à l'hôpital militaire, le minimum de l'hygromètre à cheveu a été de 35° et le maximum de 68°. Le nombre des jours de pluie ou de neige à Briançon, est en moyenne de 85, tandis qu'il est de 141 en Allemagne, de 147 dans l'intérieur de la France, de 152 en Angleterre et dans la France occidentale. Ecoutons ce que va nous dire au sujet de *l'humidité excessive* de l'air de Briançon, un ancien président du tribunal de cette ville que la mort vient de ravir trop tôt à la cour impériale de Grenoble et à la science : « On se représente généralement le Briançonnais comme une petite Sibérie « française plongeant dans un océan élevé de brumes et de « frimas qui ne laisse pénétrer les rayons d'un soleil pâle et « sans chaleur qu'à travers le prisme de larges glaçons ou le « voile épais de sombres vapeurs. C'est là une erreur ; c'est « même plus qu'une erreur, car c'est un écart fantastique de « l'imagination....... Sous une atmosphère toujours très sèche... « la végétation briançonnaise constamment altérée demande « souvent en vain de l'eau à la terre qui n'en a plus, et au ciel « qui lui refuse le serein du soir, la rosée du matin, et qui, « pendant l'été, ne lui envoie que quelques pluies rares et de « peu de durée. » (*Fauché-Prunelle, Essai sur les anciennes institutions briançonnaises*).

La vallée de Briançon, qui semble fermée à l'est par le Mont-Genèvre, reçoit de ce côté le vent qu'on appelle *la Lombarde* ; il est excessivement rare que ce vent ne souffle pas tous les jours, dans l'après midi. Il y a peu de vallées aussi fortement balayées par le vent que celle de Briançon.

Nous avouons qu'à Briançon, comme à Embrun et à Mont-Dauphin, beaucoup de militaires sont atteints de goître, après quelques mois de séjour dans ces garnisons. Mais pour ne parler que de Briançon, les casernes de la ville, ainsi que celles des forts, sont exposées en plein midi, et parfaitement aérées ; elles ne sont ni humides, ni privées du soleil. Nous dirons plus loin les véritables causes du goître chez le soldat.

La commune de Puy Saint-Pierre comprend plusieurs villages qui sont disséminés sur le versant méridional de la montagne de Prorel. Le village principal est placé sur un rocher qui domine toute la vallée, et personne ne pourra dire qu'il manque d'air et de soleil. Les autres se trouvent plus bas et sur un terrain fortement incliné. Leur exposition en plein midi fait que le soleil leur prodigue, chaque jour, sa lumière ; l'air y est sans cesse renouvelé par le vent d'est, venant du Mont-Genèvre, et l'humidité y est inconnue, à cause de la pente et de la nature rocailleuse du sol, dont les produits ont, chaque année, la sécheresse pour principal ennemi.

Puy-Saint-André est bâti sur un petit plateau à l'ouest de Puy-Saint-Pierre, sur le même versant de la montagne de Prorel. Il est exposé au levant et au midi, et reçoit la lumière directe du soleil, toute la journée, même en hiver. Son terrain est pierreux et très-sec, ce qui fait qu'il produit beaucoup plus de céréales que de fourrages. On y chercherait aussi vainement[1] qu'à Saint-Chaffrey ces *prairies humides et ces arbres couvrant les habitations* de leur ombrage. C'est cependant la commune la plus infectée de la vallée de Briançon.

Le Villard-Saint-Pancrace, situé à l'extrémité de la petite plaine qui constitue le bassin de Briançon, est exposé aux vents du nord et du nord-est, qui ne passent pas pour des vents humides. Son sol, bien loin d'être humide et ombragé par des arbres, est, au contraire, complétement découvert, sablonneux et calcaire.

D'après tout ce qui précède, nous demandons si l'on peut dire que la vallée de Briançon est insalubre, humide et privée du soleil pendant une grande partie de l'année.

De toutes les vallées de l'arrondissement de Briançon, celle de Vallouise, située au pied du Mont- elvoux, est la plus maltraitée par le goître et le crétinisme. Elle est, nous l'avouons, très-profonde, entourée de tous côtés par de hautes montagnes, excepté du côté du midi, où elle vient se réunir à la vallée de la Durance. Mais elle n'est point humide, ne manque point de soleil, puisqu'on y cultive la vigne, et l'air s'y renouvelle facilement par le vent du sud venant de la vallée de la Durance, et par celui du nord, qui traverse le col de l'Echauda. Nous avons de la peine à comprendre comment on a pu supposer que l'air, dans certaines vallées étroites et sinueuses des Alpes, ne se renouvelait pas suffisamment, C'est là, en effet, une pure hypothèse que ne confirme pas l'observation Les cours d'eau qui parcourent le fond de ces vallées, et les variations diurnes de la température sont des causes incessantes du renouvellement de l'air. La rapidité des courants atmosphériques s'accroît avec l'étroitesse des vallées. Nous invitons ceux qui pensent que l'air ne se renouvelle pas dans les vallées resserrées des Alpes, à venir les parcourir un jour d'hiver, avec la tourmente.

La vallée de l'Argentière, qui a beaucoup de goîtreux et quelques crétins, est, à coup sûr, la moins humide et la plus chaude du Briançonnais, quoique M. Nièpce la dise très-froide (t. 1, p. 236). Elle produit du vin et de très-bons fruits.

Tous ces faits, dont nous pouvons garantir l'exactitude, prouvent bien évidemment que le goître et le crétinisme, dans le Briançonnais, ne sont point dus à l'action d'un air humide et non renouvelé, ni à la privation de la lumière solaire résultant de la profondeur et du rétrécissement des vallées. Les populations des Alpes les plus exposées à l'humidité sont celles qui habitent les lieux les plus élevés, tels que le Mont-Genèvre, et ce sont aussi celles qui sont à l'abri du goître et du crétinisme.

Nous savons que M. Nièpce a dit que si de nombreuses localités (il en cite lui-même plusieurs) exposées à l'action du soleil depuis le matin jusqu'au soir, jouissant d'un air pur et sec, sont peuplées de goîtreux et de crétins, c'est que « ces conditions « hygiéniques excellentes sont insuffisantes pour détruire l'in- « tensité des autres causes auxquelles sont soumises les popula- « tions, et qui agissent avec une grande énergie. » Mais alors nous prierons M. Nièpce de nous signaler ces autres causes dont l'influence serait si puissante. Il ne pourra pas nous dire que ce sont les eaux, l'alimentation, les habitations, les habitudes, la malpropreté, la misère, etc., puisqu'il avoue que ce ne sont là que des causes indirectes dont l'influence « ne suffirait pas « pour produire ces infirmités, si elles agissaient seules (t. 1, « p. 293). »

Pour nous, plus nous réfléchissons sur l'étiologie du goître et du crétinisme, moins nous sommes convaincu de l'efficacité réelle des diverses causes assignées jusqu'à ce jour, par les auteurs, à ces infirmités qui dégradent les populations. Nous accordons volontiers une certaine importance aux habitations, à l'air humide, non renouvelé, au défaut d'insolation, à la malpropreté, à la misère et aux eaux potables; mais nous sommes persuadé que ces causes agissant une à une ou en faisceau, ne sont point suffisantes pour produire ces maladies. Beaucoup de médecins pensent comme nous à ce sujet, et l'on a entendu dernièrement M. Robinet s'écrier, à l'Académie de médecine : « Je « vous dirai, Messieurs, que plus j'étudie cette question, plus « je suis convaincu qu'on ne sait rien, mais rien du tout, sur « l'étiologie du goître (*séance du* 17 *mars* 1863). »

Puisque l'étiologie du goître et du crétinisme est à refaire, nous allons essayer de remplir cette lacune, et indiquer les influences qui nous ont paru réellement efficaces dans la production de ces deux maladies.

Selon nous, le goître et le crétinisme sont dus à *des perturbations profondes et fréquentes de la respiration et de la circulation*. Ces perturbations ont pour *cause essentielle le passage brusque et fréquemment renouvelé d'une température froide à une température très-élevée, et vice versâ*, et pour causes secondaires les *efforts, le travail excessif et l'alimentation*. Ces maladies une fois produites s'aggravent par la transmission *héréditaire*.

L'arrondissement de Briançon, peut être divisé au point de vue du climat et des diverses conditions atmosphériques, en *quatre régions*. La climatologie et la température de ces régions ne sont point en rapport avec leur élévation au dessus du niveau de la mer, mais dépendent surtout de leur exposition et de la configuration du sol.

La *première région*, qui est la moins élevée, comprend les communes de la Roche, de l'Argentière, des Vigneaux, de Vallouise et de St-Martin-de-Queyrières. On y cultive la vigne, la plupart des arbres fruitiers, le froment et beaucoup de légumes. Dans ces communes, et plus spécialement dans les trois premières, la température de l'été est très chaude. Dans cette saison, entre dix heures du matin et quatre heures du soir, un soleil presque aussi ardent que celui de la Provence, réfléchi par des roches calcaires, arides et dénudées, abritant les habitations, fait que le thermomètre, au soleil, monte jusqu'à 45 et

50 degrés centigrades. Après le coucher du soleil, le sol se refroidit par le rayonnement; un courant d'air froid descend du sommet des montagnes voisines, au nombre desquelles se trouve le Pelvoux couronné de glaciers, et le thermomètre ne marque plus, le matin, que 15 ou 20 degrés. On rencontre dans cette région des crétins et beaucoup de goitreux.

La *deuxième région* se compose des communes de la Pisse, de Puy-St-Vincent, voisines du Pelvoux, de celles de Puy-St-André, de Puy-St-Pierre, de St Chaffrey et de Briançon. Ici, la vigne a disparu, mais on trouve encore des noyers, des pommiers, des cerisiers, des poiriers et beaucoup de froment. Les légumes, pois, fèves, lentilles, haricots, y sont cultivés en assez grande quantité et entrent pour une large part dans l'alimentation des habitants. Cette région est un peu plus froide que la précédente; cependant la température du milieu du jour, dans la saison d'été, comparée avec celle de la nuit, offre encore une différence de plus de 20 degrés. Les hivers y sont, à peu de chose près, aussi froids que dans le reste du Briançonnais, tandis que les étés y sont encore très chauds. Cette région produit aussi beaucoup de goitreux et quelques crétins ou semi-crétins.

La *troisième région* est formée des communes de Villard-St-Pancrace, Val des-Prés, la Salle et des hameaux les plus bas de la commune du Monêtier. Les arbres fruitiers y sont rares; on n'en trouve plus que par exception, dans des lieux bien abrités. On y cultive encore quelques légumes et du froment; mais le seigle y domine. Les étés y sont beaucoup moins chauds, et les oppositions de température entre le jour et la nuit, entre l'été et l'hiver, beaucoup moins considérables. Cette région renferme encore quelques goitreux, mais pas de crétins. La population y est généralement robuste, industrieuse et très-intelligente.

La *quatrième région* est formée par la partie tout à fait montagneuse du Briançonnais. On y trouve les deux communes composant le canton de La Grave, la plus grande partie de la commune du Monêtier, les communes de Cervières, de Névache, de Mont-Genèvre, et enfin toutes celles de la vallée du Queyras, composant le canton d'Aiguilles Ici, les arbres fruitiers ont disparu, les légumes sont rares ; le froment ne s'y cultive plus que par exception, et dans les lieux les mieux exposés. Les céréales qui y réussissent le mieux, et qui servent à l'alimentation, sont le seigle, l'orge et l'avoine On trouve dans cette région la confirmation du fait observé par les météorologistes, que plus on s'élève, plus les oppositions de température entre l'été et l'hiver, entre le jour et la nuit, s'amoindrissent. Les variations journalières de température y sont fréquentes, mais on n'y éprouve jamais, en été, les chaleurs suffocantes qui se font sentir dans les deux premières régions. Le goître et le crétinisme endémiques y sont totalement inconnus.

Cette division du Briançonnais, en régions à peu près *isothermes*, fait voir que les goîtreux et les crétins se montrent partout où une température très-élevée alterne, chaque jour, avec une température froide, et vont en diminuant et finissent par disparaître à mesure que les oppositions de température entre le jour et la nuit, entre l'été et l'hiver, vont aussi en s'amoindrissant, quels que soient d'ailleurs la profondeur et le resserrement des vallées, le degré de sécheresse ou d'humidité de l'air ambiant.

Fodéré, cet habile observateur, avait parfaitement compris que la température jouait un rôle dans l'étiologie du goître et du crétinisme ; mais il ne lui attribuait qu'un rôle secondaire, et regardait l'humidité permanente de l'air comme la cause véritable et réellement efficace. On comprend qu'ayant recueilli ses observations dans des vallées très-humides et chaudes, il ait regardé l'humidité comme l'élément étiologique le plus important, tout en tenant compte de l'action de la température. Pour nous, qui observons sur le versant opposé des Alpes, où l'humidité est rare et où les brouillards sont inconnus, nous ne pouvons considérer l'influence de l'air humide que comme une cause secondaire et tout à fait insuffisante.

Fodéré avait remarqué comme nous, mais sans l'expliquer, que le goître et le crétinisme se rencontraient précisément dans les vallées alpines qui, malgré la rigueur de leurs hivers, jouissaient dans la belle saison d'une température assez chaude pour permettre de cultiver la vigne et les arbres fruitiers. « A mesure, « dit-il, qu'on s'approche de la douce température qui permet à « la vigne de croître, on découvre des goîtreux..... Dès qu'on « entre dans des vallons étroits et creusés profondément, où la « chaleur est concentrée, et où le sol, favorable à la végétation, « est garni d'arbres à fruits, on découvre tout de suite des fi- « gures humaines empâtées, goîtreuses et crétines plus ou « moins..... Je n'ai vu de goîtreux que là où sont des arbres à « fruits en abondance ou bien des marécages, ensemble avec la « dimension étroite et enfoncée du local : à mesure que je m'é- « levais dans les montagnes, ou que je descendais dans les « grandes plaines, le goître devenait moins commun..... Dans « le Valais, la partie du Bas-Valais la plus recouverte d'arbres « à fruits, telles que Sider, Sion et leurs environs, est la plus « affligée du goître et du crétinisme, tandis qu'à mesure que la « vallée s'évase, et qu'on n'est plus exposé à la réverbération « des rochers voisins, ces deux maladies disparaissent. » (*Traité du goit. et du crét.*, p. 82 et suiv.)

Plus loin, en faisant la description topographique et météorologique des vallées qu'il appelle sub-sub-alpines, où sévissent le goître et le crétinisme, il dit : « La température de ces vallées « est plutôt chaude que froide, à cause de leur étroitesse et des « rocs qui les bordent, et qui, faisant fonction de réverbère sur « les rayons du soleil, y concentrent la chaleur depuis le matin

« jusqu'au soir. Cette chaleur, pour ainsi dire factice, et cepen-
« dant égale à celle des contrées plus méridionales, fait qu'on
« peut y cultiver avec avantage, les plantes des pays chauds. »

M. Niépce a remarqué aussi que les vallées les plus infectées sont celles qui, très-froides en hiver, jouissent en été d'une atmosphère étouffante, et où la fraîcheur des matinées et des soirées d'été offre un contraste énorme avec la chaleur brûlante du milieu du jour.

Nous pouvons donc dire, avec assurance, que la patrie de prédilection du goître et du crétinisme, dans les Alpes, se trouve vers *les dernières limites de la région de la vigne*, en avançant de la plaine vers les montagnes. Nous avons aussi la conviction profonde que c'est aux influences de la température que l'on doit attribuer la production de ces maladies, et nous engageons les observateurs plus habiles que nous à diriger dans ce sens leurs études et leurs investigations.

On s'occupe beaucoup, depuis quelques années, de la météorologie appliquée à la médecine, c'est-à-dire, de rechercher l'influence des agents atmosphériques sur l'homme en santé et en maladie. Mais cette étude, dont l'importance ne doit échapper à personne, est encore bien en retard, à cause des difficultés qu'elle présente. En effet, en examinant les diverses qualités de l'air atmosphérique, telles que sa pesanteur, sa température, son électricité, son degré de sécheresse ou d'humidité, il est difficile d'assigner à chacune d'elles sa valeur propre et son action spéciale sur l'organisme humain. Cependant on admet généralement que la température a une influence prédominante. Buffon regarde la température du climat comme une des causes principales de l'altération et de la dégénération des espèces. M. Fuster n'hésite pas à reconnaître que « dans le concours général des
« qualités sensibles de l'air, pour le résultat compliqué de l'in-
« fluence morbide des saisons, l'état de la température occupe

« le rang le plus éminent; les autres ne viennent qu'en sous-« ordre. » (*Des Maladies de la France*, p. 6.)

D'après M. Maury de l'Institut, « entre les conditions atmo-« sphériques nécessaires aux êtres organisés, c'est la tempéra-« ture qui joue le principal rôle. » (*Revue des deux Mondes*, mai 1860.)

L'homme, nous le savons, a le privilége de pouvoir vivre dans toutes les contrées du globe. Sous quelque latitude qu'il se transporte, depuis le pôle jusqu'à l'équateur, il peut, au moyen de la force vitale secondée par l'intelligence, modifier insensiblement son organisme, et mettre les fonctions en rapport avec le milieu dans lequel elles s'exercent. Ainsi, M. Boussingault a été étonné de la force et de l'agilité des torréadors, dans un combat de taureaux, à Quito, élevé de 3,000 mètres; il a vu des femmes jeunes et délicates se livrer à la danse, pendant des nuits entières, dans des localités presque aussi élevées que le Mont-Blanc. Les populations qui habitent les bords de la mer glaciale supportent des froids de 40, de 50 et même de 60 degrés, tandis que celles qui se trouvent dans les régions brûlantes d'Afrique subissent une chaleur qui va parfois à 65 degrés. En sorte que l'homme peut vivre, comme on l'a dit, dans des températures dont les extrêmes diffèrent plus que la glace et l'eau bouillante.

Mais cette résistance de la vie à l'influence des causes physiques a des limites, et l'acclimatement n'a lieu qu'en faisant subir à la constitution des modifications profondes donnant lieu à la prédominance d'un ou de plusieurs organes, c'est-à-dire, à une déviation maladive du type normal de l'organisation humaine.

Si des causes perturbatrices, agissant lentement, mais d'une manière continue, peuvent, en dérangeant sans cesse la régularité des fonctions, amener des altérations graduelles qui ont pour conséquence une véritable dégénérescence, on comprend très-bien que ces altérations organiques doivent se produire plus promptes et plus profondes, lorsque l'organisme subit, à des intervalles très-rapprochés, des secousses et des troubles graves dans des fonctions aussi importantes et aussi essentielles à la vie que le sont la respiration et la circulation.

Il est incontestable que l'activité de la vie est en raison directe de la régularité des fonctions respiratoires. Les hommes les plus vifs et les plus robustes sont ceux qui ont une large poitrine et qui respirent avec facilité ; tandis que les personnes qui, par une mauvaise conformation ou par les mauvaises conditions au milieu desquelles elles vivent, ne respirent qu'imparfaitement, sont faibles, maladives, et ne se développent qu'incomplétement. Le trouble dans ces fonctions essentielles a sur l'économie une action d'autant plus promptement funeste que, comme le dit M. Londe dans ses *Éléments d'hygiène*, « l'état normal du cœur « et des poumons est un état continuel d'action sans repos, pen- « dant toute la vie. »

Les variations journalières de la température de l'air, lors même qu'elles sont renfermées dans d'étroites limites, ont une influence manifeste sur l'économie animale, et spécialement sur les fonctions des poumons et du cœur. Réaumur, et, après lui, M. de Humboldt, ont remarqué que tous les changements thermométriques de cinq degrés modifient et affectent la sensibilité de nos organes. L'observation prouve aussi que les effets que nous éprouvons de la température de l'air sont subordonnés à la température qui l'a précédée, et que plus le changement est brusque, plus nos organes sont péniblement affectés. Qu'on calcule, d'après tout cela, les perturbations graves que doiven subir les organes respiratoires, quand, dans l'espace de quelques heures, ils éprouvent des vicissitudes de 20 ou de 30 degrés.

Voyons maintenant ce qui doit se passer chez un habitant de certaines vallées des Alpes,soumis toute sa vie à ces alternatives extrêmes de chaud et de froid. Pendant l'été, dans le milieu du jour, tandis qu'il se livre aux travaux des champs, à l'ardeur du soleil, il est soumis à une température de plus de 40 degrés. L'air, déjà très-raréfié, à cause de l'élévation des lieux, se dilate par la chaleur, devient encore plus léger et contient moins d'éléments respirables. La respiration s'accélère, pour suppléer par son activité à la diminution de la quantité d'oxygène introduite à chaque inspiration. Le pouls devient plus fréquent; un mouvement d'expansion du centre à la périphérie a lieu, l'exhalation cutanée est abondante; il y a un état de pléthore factice; les veines, sont gonflées, le cerveau se congestionne. De là, troubles profonds dans le système nerveux, faiblesse musculaire, oppression et engourdissement des facultés intellectuelles. Lorsque vient le soir, la chaleur du soleil diminue, la fraîcheur descend des montagnes voisines dont les sommets sont presque constamment couverts de neige. La peau se resserre: les fluides que le mouvement circulatoire projetait à la périphérie sont refoulés vers le centre. La transpiration se supprime brusquement, l'exhalation pulmonaire devient plus abondante. De là, un surcroît d'activité dans les organes respiratoires; de là, aussi, des angines, des laryngites, des bronchites, des pneumonies, des endo-péricardites et autres phlegmasies des divers organes qui prennent une part plus ou moins active à l'acte de la respiration,

Ces troubles respiratoires observés pendant l'été, sont peut-être plus marqués encore au printemps, lorsque commencent les premiers travaux agricoles, et que le cultivateur de ces pays passe de la période de repos et d'apathie d'un hiver de cinq mois, à la période active d'un travail excessit. Dès la fin de mars, la température, dans la première et la deuxième région, s'accroît subitement. Alors le soleil est ardent et échauffe fortement, tant qu'il est sur l'horizon. Cette chaleur, que la terre refroidie par un long hiver n'a pas le temps de s'approprier s'évanouit rapidement et fait place à un froid très-piquant qui souvent dans la nuit, fait descendre le thermomètre au dessous de zéro.

Les troubles produits dans l'économie par les changements de température tiennent surtout à ce qu'ils sont trop brusques, et que l'équilibre entre les diverses fonctions n'a pas le temps de se rétablir. Ces perturbations quotidiennes dans l'acte de la respiration pulmonaire et dans les fonctions sécrétoires de la peau altèrent profondément l'hématose et la production de la chaleur animale. De là, atonie des tissus, chairs molles, bouffies; de là, dégénérescence et abâtardissement du corps et de l'esprit; de là enfin, goître et crétinisme.

Les physiologistes ne sont point encore parvenus à nous faire connaître les fonctions de la glande thyroïde. M. Magnen croit que, chez le fœtus, elle sert, en comprimant les carotides, à augmenter l'énergie circulatoire dans les artères vertébrales, dans le but de développer les organes de la contractilité aux dépens de ceux de la sensibilité (*Institut, séance du 17 janvier* 1842). M. Gallois, dans sa thèse (1851), attribue au corps thyroïde les fonctions de diverticulum du sang qui, arrivant au cerveau en trop grande abondance, aurait pour effet la congestion et la compression de ce viscère, s'il n'existait sur le trajet des courants veineux, un organe qui par son ampliation reçoit d'abord une certaine quantité de sang, puis tuméfié, réagit ensuite plus efficacement en comprimant les vaisseaux carotidiens.

Dans la vingt-quatrième session du *congrès scientifique*, tenue à Grenoble, en 1857, M. le docteur Savoyen a prétendu que e corps thyroïde était, tout à la fois, un organe de sécrétion et e résorption; qu'il était chargé de sécréter de l'albumine qui serait ensuite absorbée et transmise au torrent circulatoire. La présence de l'albumine dans le sang servirait à favoriser le passage de ce liquide dans les dernières ramifications de l'arbre aérien, condition indispensable à l'accomplissement intégral de la circulation et de l'hématose. Le corps thyroïde hypertrophié, ne fonctionnant plus ou ne produisant plus d'albumine, serait la cause de l'arrêt de développement du cerveau.

Ce qu'il y a de certain, c'est que la position de la thyroïde au devant de la trachée-artère et du larynx, ses rapports avec l'aorte, les carotides, l'artère pulmonaire, les veines jugulaires, les nerfs pharyngés, pneumo-gastrique et grand sympathique, son organisation éminemment vasculaire démontrent assez qu'elle doit jouer un rôle important dans la respiration et la circulation. Toutes les fois donc que ces fonctions seront entravées par une cause quelconque, le corps thyroïde deviendra le siége d'une congestion sanguine. Cet organe fréquemment congestionné restera, avec son système vasculaire plus développé, plus gorgé de sang et finira par augmenter de volume; ce sera le goître dans sa forme la plus simple. Ces hypérémies se reproduisant souvent pourront donner lieu, tantôt à une inflammation se terminant par résolution, tantôt à une extravasation sanguine dans les vésicules ou le tissu cellulaire interstitiel. De là des indurations, des kystes et autres altérations du tissu de la glande, constituant le goître chronique avec toutes ses complications. Une autre cause capable d'amener une augmentation de volume dans le corps thyroïde, c'est le refroidissement auquel il est soumis pendant les variations brusques de température. En effet, ces refroidissements occasionnent, soit un afflux, soit une soustraction de sang. Le plus ordinairement, il en résulte un engorgement sub-inflammatoire qui, à force de se reproduire, altère la nutrition de la glande et engendre son hypertrophie et les tumeurs de diverse nature dont elle est si souvent le siége.

Nous avons pu nous convaincre que le goître, dans le début, n'est le plus ordinairement qu'une thyroïdite qui cède promptement, lorsque, avant de faire usage des préparations iodées, on a recours aux émissions sanguines locales et aux émollients. En 1857, M. Larivière, médecin de l'hôpital militaire de Briançon, dans un rapport au conseil de santé, inséré dans les *Mémoires de médecine et de chirurgie militaires*, déclare que, sur l'indication d'un médecin du pays, il a essayé les sangsues contre le goître, et qu'il en a vu *de bons résultats*. M. Larivière aurait pu dire que c'était de nous qu'il tenait cette indication.

Nous avons remarqué encore que les militaires nouvellement arrivés à Briançon, sont beaucoup plus sujets que les habitants du pays aux laryngites, aux angines, aux érysipèles de la face, aux adénites cervicales ou sous-maxillaires. L'inflammation de la thyroïde, chez eux, n'a donc rien qui doive nous surprendre; il serait étonnant, au contraire, que cet organe échappât aux influences qui produisent des phlegmasies dans les organes qui l'avoisinent. Cette aptitude plus grande des militaires de la garnison aux inflammations de la glande thyroïde et des organes situés dans son voisinage, est plus marquée lorsque les régiments viennent des contrées méridionales. Le 34e régiment d'infanterie, qui a tenu garnison à Briançon en 1857, est un de ceux qui ont fourni le plus de goîtreux (1 sur 25); il venait de Perpignan. En 1818 et 1819, un grand nombre de soldats de la légion des Bouches-du-Rhône furent successivement atteints du goître, comme le dit M. Nièpce, peu de temps après leur arrivée dans les Hautes-Alpes. Ces hommes étaient tous Provençaux. Dans ces cas, la maladie n'a été que la conséquence des troubles graves apportés dans les fonctions de la peau et des poumons, chez ces individus qui, des bords de la mer et d'un climat très-chaud, passaient brusquement dans un pays froid, à 1,300 mètres (Briançon) et même 1,500 mètres (les forts) d'élévation.

B. Chaix, dans ses *Préoccupations statistiques des Hautes-Alpes*, attribue la production du goître, chez les soldats de la légion des Bouches-du-Rhône, à ce que ces militaires, passionnés pour l'escrime au bâton, allaient tout couverts de sueur, après s'être livrés à cet exercice, se désaltérer à l'*eau froide* des fontaines.

Pour notre compte, nous pensons que les inflammations fréquentes des divers organes du cou, chez les militaires qui sont à Briançon, doivent être attribuées aux imprudences qu'ils commettent journellement, lorsque revenant de l'exercice, trempés de sueur, ils enlèvent leur cravate et boivent de l'eau froide. Le goître, chez eux, a aussi pour cause la gêne qu'ils éprouvent dans la respiration pour faire l'ascension dans les forts, surtout quand ils sont sous le poids du sac et des armes.

Ces faits, qui expliquent l'origine du goître chez les militaires, doivent avoir aussi leur importance quand il s'agit de l'étiologie de la même maladie chez les habitants des Alpes. Il est très-probable que, dans la plupart des cas, le bronchocèle a pour point de départ une thyroïdite.

Il n'est pas hors de propos de rappeler ici qu'en 1852 M. le docteur Guyton lut, au conseil de salubrité d'Autun, un mémoire sur le goître épidémique qu'il avait observé plusieurs fois, et spécialement dans les deux séminaires d'Autun Cette maladie présentait les caractères d'une affection catarrhale telle que la nombreuse classe des angines parotidienne, tonsillaire, pharyngienne, laryngée, etc. Ce goître épidémique, qui ne durait qu'un ou deux septénaires, cédait toujours aux émollients et aux diaphorétiques. Vers la même époque, M. Nivet, professeur adjoint à l'école de médecine de Clermont-Ferrand, adressa à l'académie des sciences une note sur le goître estival épidémique. Ce goître, selon M. Nivet, peut régner en été ou en automne, et se développer rapidement sous l'influence de causes locales agissant sur des individus qui n'avaient offert antérieurement aucun symptôme de cette maladie. Il l'attribue surtout à l'imprudence de boire de l'eau froide, ou d'exposer le cou à l'action de l'air extérieur, lorsque le corps est fortement échauffé. « L'eau, dit-il, « n'agit pas par ses sels en dissolution, mais bien par sa tempéra- « ture, qui est relativement trop froide, si le corps est en sueur. »

« A Genève, dit M. Vicat, vétérinaire, avant que nous fus- « sions dotés d'une machine hydraulique qui envoie l'eau cou- « rante du Rhône à une demi-lieue à la ronde, les cours de toutes « les maisons étaient pourvues de pompes ; celles d'une rue « étaient tout particulièrement connues et très-recherchées en « été, à cause de la fraîcheur de leur eau. Les médecins ont « pu remarquer (je tiens cela de M. le docteur Coindet) que « tous ceux qui buvaient de ces eaux, surtout lorsqu'ils avaient « chaud, ne tardaient pas à présenter le goître. Depuis une « trentaine d'années, ces pompes ont été abandonnées ou enle- « vées ; aussi le goître est-il devenu considérablement plus « rare. » (*Journal de Médecine vétérinaire de Lyon*, janvier 1863.)

Il ne faut pas en douter, le goître peut se manifester partout sous l'influence d'un refroidissement du cou. C'est aussi à cette cause qu'il faut, bien souvent, faire remonter son origine dans les pays où il est endémique, et où les causes de refroidissement sont si communes. Ce goître, que nous appelons aigu, se terminerait bientôt par résolution, si l'individu qui en est atteint n'avait pas à subir, pendant toute sa vie et à des intervalles très-rapprochés, l'influence de cette cause, et si, de plus, il n'était pas exposé continuellement aux causes spéciales dont nous avons parlé, et qui, troublant la respiration et la circulation, entretiennent une congestion perpétuelle dans l'organe malade.

Nous trouvons de nouvelles preuves de nos assertions, relativement à l'étiologie du goître, dans les faits suivants :

1° Le goître ne se développe le plus ordinairement que vers l'âge de sept ou huit ans. Jusqu'à cet âge, les enfants ne travaillent pas, et sont peu exposés aux influences atmosphériques, mais surtout n'ont pas à subir l'action si nuisible des températures extrêmes qui donnent lieu aux troubles graves de la circulation.

2° Le goître diminue en hiver. Dans cette saison, la température est constamment basse, et la population est pendant plusieurs mois dans un repos forcé. Les variations de température entre le jour et la nuit sont aussi beaucoup moins marquées que pendant l'été. L'hématose se faisant plus régulièrement, il n'y a plus de congestion locale, et la thyroïde diminue de volume.

3° Tout le monde sait que les femmes sont plus sujettes au goître que les hommes. Chez elles, la circulation capillaire est plus active, la susceptibilité nerveuse plus grande ; leur tempérament est le sanguin lymphatique, qui se caractérise par la prédominance de l'appareil vasculaire jointe à la laxité et à une grande perméabilité du tissu cellulaire et de la peau. Ce tempérament est éminemment favorable aux hypérémies. Or, la femme, dans l'exercice des fonctions spéciales qui lui ont été dévolues par la nature, est exposée, depuis la puberté jusqu'à l'âge critique, à des troubles nombreux de la circulation. De là, des congestions sanguines locales sur divers organes, et ces congestions, dans les pays soumis à des alternatives de froid et de chaud, ont lieu plus spécialement sur la glande thyroïde qui, par l'habitude qu'ont les femmes d'avoir le cou constamment découvert, est exposée sans cesse aux impressions du froid et du chaud. Il est assez ordinaire de voir naître le goître dès la première grossesse ou bien à l'âge critique. Il n'est pas rare, dans nos montagnes, de rencontrer des femmes chez qui la menstruation se fait régulièrement en hiver, et se supprime pendant la belle saison, sans que la santé générale en souffre. Ne semble-t-il pas que les efforts nécessités par un travail pénible, et que l'action du froid et du chaud, pendant l'été, ont pour effet, chez ces personnes, d'empêcher la congestion utérine périodique, en entretenant une hypérémie permanente sur la surface de la peau et sur les organes superficiels qu'elle recouvre, tels que le corps thyroïde? M. Nièpce a signalé aussi cette intermittence de la menstruation dans les Alpes (t. 1, p. 227). Mais il prétend que l'aménorrhée a lieu pendant l'hiver. Nous avons toujours observé qu'elle se manifestait, pendant l'été, chez des femmes peu abondamment réglées, et se livrant à tous les rudes travaux de l'agriculture.

4° Les études faites dans ces dernières années, et les discussions récentes qui ont eu lieu à l'Académie de médecine, sur le goître exophthalmique, démontrent clairement que l'augmentation du volume de la thyroïde est due à des troubles de la circulation. Le goître qui accompagne l'exophthalmie, selon M. Fischer (*Archives générales de Méd.*, 1860), se produit par un mécanisme très-simple. Sous l'influence des troubles fonctionnels du cœur, se font des congestions sanguines dont le résultat, à la longue, est une dilatation des vaisseaux du corps thyroïde. Enfin, l'hypertrophie y succède, comme on le voit, dans la plupart des tissus soumis à des congestions répétées ou permanentes.

M. Beau attribue aussi le développement de la glande thyroïde à une congestion considérable de cette glande, congestion qui s'explique très-bien par l'ondée surabondante envoyée à chaque systole par le cœur dilaté et hypertrophié. M. Beau, en effet, admet que dans le goître exophthalmique il y a affection matérielle du cœur, résultant d'une anémie semblable à celle signalée par le docteur Larcher sur les femmes enceintes. (*Acad. de Méd.*, 19 août 1862.)

Mais que les troubles du cœur soient dus à une névrose cardiaque, comme le veulent quelques illustres médecins, ou à une hypertrophie passagère, ou à l'anémie, ou à la chlorose, comme le pensent d'autres praticiens non moins célèbres, toujours est-il, d'après M. Trousseau, que le premier symptôme, dans la maladie appelée *goître exophthalmique*, relève du cœur, c'est-à-dire à son point de départ dans les troubles de la circulation. Plus tard, se montre la tumeur thyroïdienne qui, le plus souvent, est déjà considérable quand apparait la double exophthalmie. Les observateurs ont constaté aussi que toutes les femmes qui ont le goître exophthalmique ont aussi, depuis longtemps, des troubles dans la menstruation, et que si la vie utéro-ovarienne rentre dans l'ordre physiologique par la grossesse ou la menstruation, alors disparaissent les symptômes du goître exophthalmique le retour de la congestion utérine faisant disparaître, les congestions morbides qui avaient lieu vers les autres organes.

Si le goître exophthalmique est dû à des troubles de la circulation, pourquoi ne pas admettre que des troubles de la même fonction, quelles que soient les causes qui les produisent, peuvent également donner naissance au goître endémique?

Les alternatives de chaud et de froid auxquelles sont exposées les populations alpines, en troublant la respiration et la circulation, ne se bornent pas à produire l'hypertrophie du corps thyroïde, elles ont encore pour effet de causer des maladies organiques du cœur, des catarrhes pulmonaires chroniques, l'asthme, l'emphysème pulmonaire,etc. Ces maladies une fois développées deviennent elles-mêmes une nouvelle cause de dyspnée et par conséquent de la congestion sanguine dans la thyroïde, en un mot, une nouvelle cause de goître.

Si les lésions fonctionnelles ou organiques du cœur et des poumons tendent à congestionner le corps thyroïde, celui-ci, augmenté de volume, modifie, à son tour, les fonctions de ces organes importants, et les troubles de l'hématose vont toujours en augmentant et en poussant plus rapidement l'organisme sur la pente de la dégénérescence crétinique.

Mais, nous dira-t-on, si le goître endémique est le résultat d'un trouble circulatoire dû à des perturbations dans la température, comment se fait-il que les villages les plus élevés des Alpes, où ces perturbations sont très fréquentes, n'aient point de goîtreux? Comment se fait-il encore que des populations habitant des localités voisines et pour ainsi dire contiguës, jouissant des mêmes conditions hygiéniques et topographiques, respirant le même air, buvant les mêmes eaux, soient cependant les unes saines, et les autres maltraitées par le goître et le crétinisme?

Nous répondrons à la première objection ce que nous avons déjà dit en parlant des quatre régions de l'arrondissement de Briançon : Dans les communes élevées, les variations atmosphériques sont très fréquentes, mais on n'y observe jamais ces températures extrêmes, qui seules sont capables de troubler assez profondément les fonctions respiratoires, et de produire des stases sanguines assez prolongées pour que le goître et le crétinisme prennent naissance. Les communes élevées de ces contrées sont généralement entourées de prairies et de pâturages ; le sol couvert par la végétation s'échauffe beaucoup moins, par l'irradiation diurne, que les terrains nus et desséchés que l'on voit dans les vallées inférieures où se trouvent les goîtreux et les crétins. L'habitant des hautes vallées qui connait par expérience combien peu il doit compter sur la chaleur, même au cœur de l'été, est toujours chaudement vêtu et ne se met pas à la légère, comme ceux qui travaillent dans la région de la vigne et des arbres fruitiers, où se fait sentir une chaleur étouffante.

La seconde objection n'a pas plus de valeur que la première. Ce n'est qu'en apparence que certaines localités voisines et contiguës jouissent des mêmes conditions atmosphériques. Chacun sait que la température est modifiée d'une manière plus ou moins marquée par la nature géologique du sol, par sa structure, sa couleur, sa densité, par l'état de sa surface, par sa stérilité ou sa richesse végétale, par l'inclinaison de ses couches, par son exposition à l'égard des vents et du soleil, par ses rapports avec des amas d'eau, des fleuves ou des rivières. A latitude et à hauteur égales, les pays nus et arides jouissent d'une température plus élevée que ceux qui sont couverts de prairies. C'est à l'absence de végétation qu'il faut attribuer le climat brûlant de l'Afrique. Dans les vallées montagneuses, l'exposition des lieux varie à l'infini ; la surface des pentes est bien loin d'être uniforme ; on rencontre, à chaque pas, des dépressions et des reliefs. Certaines parties d'un versant seront exposées aux vents, tandis que les parties voisines seront tout à fait abritées; celles-ci recevront la chaleur répercutée par un escarpement voisin, tandis que les autres rayonneront librement vers le ciel. De là des températures très-diverses et des exceptions nombreuses à la loi du décroissement de la température : de là ce fait extraordinaire, qu'on peut rencontrer, échelonnés sur le flanc d'une montagne, tous les climats de l'Europe, depuis celui de la Provence jusqu'à celui de la Laponie. Il est très-commun, dans les Alpes briançonnaises, de voir un champ de quelques ares d'étendue présenter, au printemps, une de ses extrémités cachée sous la neige, et l'autre couverte d'un blé en pleine végétation, et quand le moment de la moisson arrive, il faut moissonner ce champ à plusieurs reprises, comme si les différentes parties qui le composent étaient séparées par deux ou trois cents mètres d'élévation. Il n'est pas rare non plus de voir le même village offrir des différences notables de température, suivant que l'on observe à l'une ou à l'autre de ses extrémités. Nous pouvons citer Briançon, où nous recueillons depuis plusieurs années des observations thermométriques ; la température de la partie supérieure de la ville est toujours de deux ou trois degrés au dessous de celle de la partie inférieure. C'est par ces différences de température que nous expliquons le fait signalé par tous les observateurs que dans la même localité, certains groupes de maisons fournissent des goîtreux et des crétins, tandis que les groupes voisins n'en ont point. M. Ferrus a observé, à Andressein, que la partie du village dont les habitations se trouvent adossées au coteau, sur un sol déprimé et abrité, produit un plus grand nombre de goîtreux et de crétins. Il en est de même dans les Alpes, le goître et le crétinisme se montrent, de préférence, dans les lieux exceptionnellement réchauffés par la concentration de la chaleur solaire.

Les conditions climatériques expliquent donc, de la manière la plus satisfaisante, les différences que présentent pour la production du goître et du crétinisme les localités très-rapprochées et présentant, en apparence, des conditions identiques.

Les naturalistes qui se sont occupés de la *géographie botanique*, c'est-à-dire de cette partie de la science qui a pour objet l'étude des lois de la distribution des végétaux à la surface de la terre, nous comprendront mieux que personne ; ils ont vu, dans leurs explorations, combien diffèrent entre elles les flores de contrées très-rapprochées et très-semblables sous un grand nombre de rapports. Ils nous ont appris que les plantes montent plus haut, sur le versant méridional que sur celui qui est exposé au nord, et que, sur le même versant, les limites varient beaucoup suivant la configuration du terrain, la direction des vallées et l'exposition par rapport aux vents et au soleil.

Dans les Alpes briançonnaises, les cultures montent à des hauteurs prodigieuses : l'orge, l'avoine et même le seigle s'élèvent à 2,000 mètres (St-Véran, Mont-Genèvre). Nous avons vu des froments magnifiques, à Molines-en-Queyras, à une altitude de plus de 1600 mètres. Le raisin mûrit dans les communes des Vigneaux et de St-Martin-de-Queyrières, à 1,100 mètres, malgré le voisinage des neiges éternelles du Pelvoux. Cette hauteur exceptionnelle de la vigne s'explique par la quantité de chaleur qui s'accumule sur ces lieux, par suite de la réverbération solaire produite par les parois dénudées des rochers voisins.

Les naturalistes ont assimilé l'effet de la chaleur sur une plante à celui qu'elle produit sur les corps inorganiques ; ainsi, pour que l'eau arrive à l'ébullition, il faut qu'il s'y accumule une quantité de chaleur qui porte cette eau à la température de 100 degrés. Ils ont observé que les plantes, pour parvenir à leur maturité, exigeaient aussi l'accumulation d'une quantité variable de chaleur. L'orge, qui commence à végéter à + 5°, mûrit lorsqu'elle a reçu 1,500 degrés ; le blé, qui végète à + 6°, mûrit par l'accumulation de 2,000 degrés ; la vigne produisant un vin potable commence à végéter lorsque le thermomètre marque à l'ombre + 10°, et exige pour arriver à maturité, une accumulation de 2,900 degrés. En additionnant ensemble les températures moyennes de chaque jour dépassant le degré où commence la végétation de la plante, on obtient la somme de chaleur accumulée qui a été nécessaire pour faire parcourir à l'orge, au blé, à la vigne, toutes les phases de la végétation, depuis la germination jusqu'à la maturité du grain.

Nous croyons que l'on peut appliquer à l'étiologie du goître et du crétinisme cette *méthode des sommes de chaleur*, et que ces maladies ne sont endémiques que dans les lieux exposés, pendant une grande partie de l'année, à des alternatives de froid et de chaud, et dans lesquels cependant peut s'accumuler une quantité de chaleur suffisante pour mûrir les produits de la vigne et des arbres fruitiers.

Il est donc inutile de supposer, comme l'a fait M. le Dr Vingtrinier, l'existence d'une cause *invisible*, *insaisissable*, *cachée dans le sol* et répartie de loin en loin comme *par bancs.* La différence de température, si marquée dans des lieux si voisins et si rapprochés, suffit pour tout expliquer. D'ailleurs, M. Vingtrinier avoue qu'il est résulté des analyses faites par MM. Pouchet et Girardin, des terres des bords de la Seine, où le goître est endémique, qu'elles n'ont présenté rien de particulier, si ce n'est l'absence de l'iode. Le goître endémique dans le département de la Seine-Inférieure doit avoir pour cause des variations de température provenant de l'échauffement inégal de l'eau de la Seine et du sol sablonneux sur lequel sont bâtis les villages infectés. Arago a constaté que pendant les fortes chaleurs de l'été, à Paris, tandis que le thermomètre à l'ombre marquait 33°, la température du sable était de 48° à 53°, et que l'eau de la Seine ne marquait que 23°, lorsque la chaleur atmosphérique était de 38° (*Annuaire du bureau des longit.*, 1825). Il est évident que, pendant le jour, il y a sur les bords de la Seine une chaleur ardente produite par l'échauffement du sable, et qu'après le coucher du soleil, le rayonnement occasionne le refroidissement de l'air et du sol avec une intensité proportionnelle à l'excès de leur température sur celle de l'eau du fleuve.

L'existence du goître dans quelques localités situées sur les bords du Pô et de quelques autres fleuves éloignés des montagnes peut s'expliquer de la même manière. Nous avons vu que le goître se montre aussi dans les plaines de la Sibérie. Ici, encore, nous trouvons pour nous rendre compte de sa production les températures extrêmes de l'hiver et de l'été. En effet, le thermomètre y descend, en hiver, au dessous de la congélation du mercure, et les étés y sont plus chauds qu'en Angleterre, à cause de la sérénité du ciel qui favorise le rayonnement du sol, en hiver, et son échauffement pendant l'été. Il en est de même dans les monts Ourals où des étés brûlants (+ 37°) succèdent à des hivers très rigoureux (— 25° M. Niepce a constaté aussi que dans la Tarentaise, où les goîtreux et les crétins sont nombreux, le thermomètre descend, en hiver, jusqu'à — 20° et monte en été jusqu'à + 35°.

Nous avons dit que nous regardions *les efforts et le travail excessif* comme une cause secondaire du goître endémique. Tout le monde sait que des individus sont devenus goîtreux après avoir poussé des cris ou soulevé des fardeaux, et que plus d'une femme a eu le goître, à la suite du travail de la parturition. Ainsi, les efforts qui, dans quelques circonstances, sont suffisants pour donner naissance au goître, ne doivent pas être oubliés dans la recherche des causes de cette maladie endémique, puisqu'ils viennent ajouter leur influence à celle de la cause essentielle, par le trouble qu'ils apportent dans la respiration et la circulation. En effet, « dans tous les efforts, « les mouvements respiratoires se trouvent suspendus pendant « un temps plus ou moins long. L'influence accélératrice qu'exerce « l'inspiration sur le cours du sang veineux n'agit plus. Le sang, « poussé par les contractions persistantes du cœur s'accumule « dans le système veineux, et celui-ci devient turgide. La face, « le cou, la poitrine s'injectent. » (*J. Béclard*, *Traité de physiologie.*)

Dans le Briançonnais, il est beaucoup de villages où les habitants sont obligés de remplir les fonctions des bêtes de somme. Là, hommes et femmes transportent sur le dos, les engrais, les récoltes, le bois; on a vu quelquefois une femme attelée avec une vache, pour labourer les champs Nous voyons arriver, les jours de marché, de pauvres gens portant sur le dos du bois, du charbon, du blé, des pommes de terre, etc. Le fardeau est fixé, au moyen d'une courroie qui vient passer sur le front et qui les oblige à fléchir la tête en arrière et à porter le cou en avant. Dans cette attitude, la gêne de la respiration causée par l'effort est considérablement augmentée ; il y a tuméfaction et afflux énorme de sang dans les vaisseaux du cou et de la face. Des efforts de ce genre souvent répétés sont bien propres à déterminer un état congestif dans les vaisseaux de la glande thyroïde et du tissu cellulaire environnant et à produire consécutivement une hypertrophie et une altération organique de cette glande.

Ce sont précisément les habitants des régions où les goîtreux sont en grand nombre qui sont ainsi obligés de porter des fardeaux. En général, leurs propriétés sont situées sur des pentes très-raides, et ils ne peuvent faire un pas sans monter ou descendre ; aussi, il est très commun de rencontrer parmi eux une foule d'individus asthmatiques ou atteints de maladies organiques du cœur. Dans quelques villages, les hommes sont maçons ou charpentiers et travaillent aux fortifications de Briançon ou ailleurs ; les femmes restent seules chargées de la culture des champs. Ces pauvres femmes sont obligées de se livrer à ces rudes travaux même pendant la grossesse et jusqu'au moment où les douleurs de l'enfantement commencent à se faire sentir. Un grand nombre se lèvent le lendemain ou le surlendemain de l'accouchement et reprennent leurs occupations pénibles, au bout de quelques jours. Dans ces conditions, les jeunes femmes de la campagne, après quelques années de mariage, ne sont plus reconnaissables ; elles sont vieilles à trente ans. Il en est ainsi chez tous les peuples qui emploient les femmes à des travaux étrangers à leur sexe.

Dans la 3e et la 4e région, les habitants ayant des prairies très-éloignées, dans les montagnes, sont obligés d'avoir des bêtes de somme pour transporter leurs fourrages. Ainsi dans le canton de la Grave, dans celui d'Aiguilles, dans les communes de Névache, de Cervières, de Mont-Genèvre du Monêtier et de S.t Ue, les récoltes, le bois, les engrais, tout se transporte à dos de mulets. Là les fourrages sont assez abondants pour suffire à nourrir non seulement des vaches et des brebis donnant du laitage, mais encore des mulets et des chevaux pour faire les transports.

On a dit que dans les vallées où règnent le goître et le crétinisme, ces infirmités se rencontraient aussi bien chez les riches que chez les pauvres : cela n'est pas bien exact. Nous avons toujours vu, à Briançon, qu'il est rare de trouver des goîtres chroniques dans la bourgeoisie ou chez les personnes aisées qui mènent une vie calme et tranquille. Règle générale, cette maladie ne se développe que chez les cultivateurs et les journaliers exposés aux efforts d'un travail fatigant et surtout chez ceux qui sont obligés de travailler dans les champs et qui subissent les intempéries de l'atmosphère. L'observation prouve aussi que, dans les villages, les gens aisés et riches qui travaillent peu et ont des bêtes de somme sont moins sujets au goître. Les individus de cette classe qui deviennent goîtreux et crétins sont ceux qui, malgré leur aisance, ont absolument le même genre de vie que les pauvres : même alimentation, mêmes habitations et travail plus pénible encore ; car souvent, dans nos montagnes, plus un homme est riche, plus il est accablé de travail Ajoutons qu'il arrive fréquemment qu'une famille aisée provient de parents pauvres qui étaient goîtreux ou crétins, et dans ce cas, c'est sur le compte de l'hérédité que l'on doit rejeter la maladie.

Dans l'étiologie du goître et du crétinisme, *l'alimentation* a aussi une importance qu'on ne saurait méconnaître. On ne peut pas, il est vrai, ranger parmi leurs causes essentielles une mauvaise alimentation : mais dans les pays où ces maladies sont endémiques, les individus dont la nourriture est insuffisante, soit par la quantité, soit par la qualité, se trouvent dans un état de faiblesse qui ne leur permet pas de réagir contre les causes spéciales. L'homme peut vivre en faisant un usage exclusif du régime animal ou du régime végétal : mais on sait que le premier donne plus de fermeté, de force musculaire et de résistance vitale que le second. Des expériences physiologiques sur les animaux ont prouvé que les différents modes d'alimentation ont une influence sur la composition du sang, sur la respiration et la production de la chaleur animale. Il est démontré aussi qu'une nourriture grossière, insuffisante, est capable de produire la dégradation physique et morale : les populations qui se nourrissent mal ont généralement des sensations obtuses, l'intelligence peu développée et tendent à se rapprocher des animaux. « Un peuple policé qui vit dans une certaine aisance, dit « Buffon, accoutumé à une vie douce et tranquille, sera com-« posé d'hommes plus forts, plus beaux et mieux faits qu'une « nation sauvage où chaque individu est obligé de pourvoir à « sa subsistance, de souffrir alternativement la faim ou les excès « d'une nourriture souvent mauvaise, de s'épuiser de travaux, « d'éprouver les rigueurs du climat, d'agir, en un mot, plus « souvent comme animal que comme homme. » (*Des variétés de l'espèce humaine.*)

Dans les communes les plus pauvres du Briançonnais, et ce sont aussi celles ou règnent le goitre et le crétinisme, la plupart des habitants sont, sous le rapport de l'alimentation et de l'excès de travail, aussi mal partagés que les sauvages dont parle Buffon. Leur seule préoccupation, pendant leur misérable existence, est de ne pas mourir de faim et de se procurer, en travaillant plus que des nègres, un morceau de pain noir et une soupe détestable. Le pain est de seigle pur contenant le produit brut de la mouture, c'est-à-dire, la farine et le son. Il n'y a que les familles aisées qui puissent y ajouter un peu de froment. Les familles pauvres vendent le leur pour payer leurs contributions et acheter le sel et le savon dont elles ont besoin, et dont elles usent avec la plus grande parcimonie. Ce pain de seigle se fait, en automne, pour toute l'année, et ce n'est point, comme on l'a dit, à la rareté de combustible qu'est dû cet usage. Le pauvre montagnard n'agit ainsi que parce que le pain dur est plus économique que le pain frais, et que s'il cuisait du pain plusieurs fois par an, sa récolte de seigle ne suffirait pas pour nourrir sa famille. Malgré cette prévoyance, il arrive trop souvent que le pain manque et qu'on est obligé de le remplacer par des pommes de terre bouillies, en attendant la nouvelle récolte. La soupe se fait ordinairement avec des choux, des pommes de terre, des fèves, des pois, des lentilles et un atome de beurre ou de graisse rance et fort peu de sel. J'ai vu, l'année dernière, un pauvre homme ayant les organes digestifs dans un état déplorable, parce qu'il s'était nourri tout l'hiver avec de mauvaises soupes auxquelles, faute de beurre et de graisse, l'huile de chanvre avait servi de condiment. Les habitants aisés salent de la viande de porc, de chèvre ou de brebis, pour en manger les dimanches et les jours de fête ; quelques uns donnent la préférence au porc dont ils vendent les jambons et ne réservent, pour leur usage, que le lard qui, par sa nature indigeste, les oblige à n'en manger qu'une petite quantité à la fois et les force ainsi à l'économie.

Voilà la nourriture habituelle des populations atteintes de goître et de crétinisme, dans l'arrondissement de Briançon ; comprend-on maintenant comment il se fait, qu'avec des aliments de cette nature, ces pauvres gens ne puissent résister aux influences des températures extrêmes et à l'énorme dépense de forces qu'exigent les rudes labeurs auxquels ils se livrent ?

Dans les vallées supérieures (3e et 4e régions), où le goître et le crétinisme sont inconnus, le montagnard briançonnais est dans des conditions meilleures, sous le rapport des aliments.

Ses vastes pâturages lui permettent d'avoir beaucoup de bestiaux dont les produits lui fournissent une nourriture plus substantielle. Son alimentation est constituée principalement par le lait et le fromage ; or le lait est le type de l'aliment, puisqu'il contient à la fois des principes azotés ou *plastiques* (caséine, albumine) et des principes non azotés ou *respiratoires* (beurre, sucre). Il consomme une plus grande quantité de viande et très-peu de légumes, hors les pommes de terre et quelques choux.

L'*hérédité* du goître et du crétinisme admise, par le plus grand nombre des auteurs et rejetée par d'autres, a, selon nous, une très-grande influence sur la production et la propagation de ces infirmités. Aux deux observations faites à la Salpêtrière par M. Ferrus et rapportées dans son mémoire, on pourrait en ajouter un grand nombre d'autres recueillies dans diverses localités et qui toutes prouvent que ces maladies sont héréditaires. Il est certain que la plupart des individus nés de parents goîtreux n'auront point de goître, s'ils peuvent se soustraire, de bonne heure, à l'action de la cause spéciale et déterminante ; dans ce cas, l'hérédité seule est souvent impuissante pour produire la maladie. Mais on a cité plusieurs cas, et nous en avons vu quelques-uns, de goître congénital. Ici, on ne peut se refuser à admettre que l'hérédité est la seule cause génératrice. Toutes les fois, au contraire, que des enfants nés de parents infectés continuent de subir l'action des causes spéciales, l'hérédité fera au moins, que l'organisme sera disposé et comme préparé d'avance à descendre plus rapidement sur la pente de la dégénérescence. On ne peut pas refuser d'admettre que l'enfant hérite de ses parents les formes du corps, les traits du visage, le caractère, les penchants et les maladies elles-mêmes. Ce sont surtout les maladies du système nerveux telles, que la folie, l'épilepsie, l'hystérie et autres névroses qui présentent ce caractère d'hérédité. D'après M. Moreau, de Tours, « les conditions

« d'hérédité recèlent en elles la véritable origine de l'idiotie.
» Elles sont la cause primordiale des vices ou imperfections
« d'organisation incompatibles avec l'exercice régulier des fonc-
« tions intellectuelles. » (*Acad. de méd.*, 26 octobre 1852).

En cette matière, on a été très loin; on a dit qu'il fallait même tenir compte de l'état moral des parents au moment où ils engendrent. Un enfant conçu pendant l'ivresse est exposé à devenir fou ou imbécile. L'influence du moral sur le physique, dans ces circonstances a été admise, même pour les animaux; voyez ce que rapporte la Genèse, au sujet des brebis de Jacob. La laideur et la beauté sont héréditaires chez l'homme, comme chez les animaux. C'est par le moyen de l'hérédité que l'éleveur parvient à produire, selon ses caprices, des races spéciales capables de satisfaire ses besoins et d'accroître son bien-être. Dans toutes les classes des êtres organisés, il existe des variétés qui, par la transmission héréditaire de leurs qualités ou de leurs vices, concourent à la dégénérescence ou à l'amélioration de l'espèce.

La transmission héréditaire du goitre et du crétinisme ne peut donc être niée, *a priori*, et les faits observés, chaque jour, dans les petites localités où il est possible de suivre les familles et les individus viennent confirmer cette transmission. Elle est d'autant plus fatale que les goitreux et les crétins se marient entre eux, et que les enfants puisent l'existence à une source doublement empoisonnée.

Les causes qui produisent le goître peuvent-elles aussi donner naissance au crétinisme?

Tout ce que nous venons de dire sur l'étiologie du goître s'applique très bien au crétinisme. Cependant pour ne laisser aucun doute sur cette question, nous devons entrer dans quelques nouveaux développements.

Rappelons d'abord les principes suivants admis par tous les physiologistes :

« Les facultés intellectuelles sont liées intimement à l'organi-
« sation cérébrale. Elles sont modifiées par les changements qui
« surviennent dans le corps lui-même et par les influences
« venant du dehors.

« Après la naissance, les organes se développent; se perfec-
« tionnent, se modifient. Chez l'homme, et chez l'homme
« seul, le cerveau croît et se développe pendant la vie.

« Le cerveau a besoin, pour se développer, d'une excitation
« permanente; un sang oxygéné est indispensable à l'accomplis-
« sement de ses fonctions, et l'énergie de la circulation céré-
« brale exerce une influence très marquée sur l'étendue des
« facultés intellectuelles. Aussi la nature a tout disposé pour
« qu'une grande quantité de sang arrive sans cesse dans cet
« organe. Il y a liaison intime entre l'activité de la circulation
« et de la respiration et celle du cerveau.

« Le cerveau se dégrade, à mesure que baisse l'action de ses
« excitants naturels.

« L'éducation développe l'intelligence; le défaut d'exercice
« la tue.

« Une alimentation de mauvaise qualité ou insuffisante en-
« gourdit le cerveau et fait perdre de son énergie à l'intelli-
« gence.

« Les efforts, les travaux excessifs dépassant les forces de
« l'homme sont des causes du développement incomplet du
« cerveau et de la dégradation de l'intelligence.

Ces principes posés, tout le monde peut comprendre comment les anomalies dans l'organisation, comment l'arrêt de développement du cerveau et de l'intelligence peuvent se produire, sous l'influence des causes que nous avons assignées au goître.

Supposons un couple, en parfaite santé, et bien constitué,

quittant un pays sain pour s'établir dans une localité infectée par l'endémie crétinique. Supposons ces individus obligés de se livrer aux travaux agricoles, pour résoudre le terrible problème que se pose continuellement l'habitant de nos montagnes, celui de satisfaire les premiers besoins de l'existence. Ils seront soumis, chaque jour, à l'influence des températures extrêmes, à des efforts continus et violents, n'ayant pour réparer leurs forces épuisées qu'une nourriture grossière et insuffisante. Il est raisonnable d'admettre que dans ces conditions, ils ne tarderont pas d'éprouver toutes les conséquences d'une respiration et d'une circulation irrégulière et imparfaite, telles que : engorgement du corps thyroïde, troubles profonds du système nerveux, congestion et compression fréquentes du cerveau, irrégularité dans la nutrition de cet organe. Le sang, incomplètement révivifié, ne fournira plus au cerveau une excitation suffisante ; il y aura dépression, collapsus, diminution de la sensibilité générale, obtusion des sens, faiblesse musculaire, engourdissement de l'intelligence, ce sera là une première secousse, un premier ébranlement reçu par l'organisme.

Les enfants de ce couple produits par une *force formatrice* peu énergique et subissant pendant la vie intra-utérine, l'influence des perturbations auxquelles leur mère est sans cesse exposée, présenteront, sinon des vices de conformation du cerveau ou de la boîte crânienne, au moins un germe de dégradation et une organisation cérébrale peu favorable au développement de l'intelligence. Si, après leur naissance, ces enfants changent de lieux et se trouvent dans des conditions hygiéniques convenables, ils pourront encore acquérir un développement physique et une intelligence ordinaires. Mais que deviendront-ils s'ils continuent d'habiter les mêmes lieux ? L'allaitement prolongera l'influence qu'a déjà exercée sur l'enfant l'organisation affaiblie de la mère, pendant la gestation. Le lait provenant d'un sang appauvri sera de mauvaise qualité ; les soins hygiéniques les plus vulgaires et les plus indispensables feront défaut. Plus tard, un travail forcé et prématuré, une nourriture grossière et peu réparatrice, l'action des températures extrêmes, tout chez ces enfants, contribuera à troubler l'hématose, à rendre la nutrition irrégulière, et le développement des organes sera arrêté. Dans de telles conditions, ces individus nés avec de simples prédispositions au crétinisme, ne peuvent manquer de devenir, au moins, crétineux, et leurs descendants, si ces conditions persistent, finiront par être complétement crétins.

Il n'est pas aussi facile qu'on le pense de dire si c'est la première ou la deuxième génération qui offrira les signes caractéristiques de la maladie. Dans quelques cas, un goitreux donnera le jour, à un crétin et dans beaucoup d'autres, il faudra trois ou quatre générations pour que le crétinisme se manifeste d'une manière évidente. Tout cela dépend d'une foule de circonstances : ainsi l'hématose sera plus ou moins fréquemment troublée, le travail plus ou moins pénible, l'alimentation plus ou moins mauvaise, la misère plus ou moins grande, et l'éducation plus ou moins négligée. Fodéré avait déjà remarqué que « les degrés qui s'approchent le plus du crétinisme complet se « rencontrent plus fréquemment chez les pauvres et parmi le « villageois ; car la malpropreté, les mauvais aliments et le dé« faut absolu de culture ne font qu'empirer les dispositions « héréditaires. Que dis-je ? s'écrie-t-il, *elles créent la stupi« dité* là où elle n'existerait pas. » (*Trait. du goit. et du crét.* p. 132).

Ainsi il est évident que l'action alternative des températures extrêmes, le travail forcé, le défaut d'aliments réparateurs qui produisent le goitre, en troublant l'hématose, sont aussi des causes suffisantes pour engendrer le crétinisme lorsqu'elles agissent avec continuité et avec une intensité considérable.

Le goître une fois produit devient lui-même une cause active de crétinisme, en apportant de nouveaux obstacles au libre exercice des fonctions du cerveau, des poumons et du cœur. En comprimant les organes qui l'avoisinent, il entrave l'évolution de l'intelligence par la difficulté de la phonation, l'imperfection de l'ouïe et la gêne qu'il apporte dans la circulation cérébrale. Il serait trop long de rapporter toutes les observations qui prouvent l'influence du goître comme cause capable de produire le crétinisme. Nous ne signalerons que la suivante : en 1860, M. Thirial citait à *la société médicale des hôpitaux de Paris*, un cas d'hypertrophie de la glande thyroïde, chez un jeune garçon de 15 à 16 ans, né à Paris et n'ayant jamais été placé dans des conditions spéciales qui passent pour favoriser le développement du goître. Outre la gêne de la respiration causée par la tumeur, M. Thirial avait remarqué que *l'intelligence avait subi une atteinte notable*, et que ce jeune homme, élevé dans une pension de Neuilly, devenait de jour en jour *comme hébêté*.

Toutefois, dans le plus grand nombre des cas, l'existence du goître n'est pas une cause suffisante de crétinisme, et les goîtreux ne donnent ordinairement le jour à des crétins que lorsqu'ils se trouvent dans les conditions de température, de travail et d'alimentation que nous avons signalées. Les faits observés viennent à l'appui de cette opinion : ainsi plusieurs villages voisins de ceux qui sont infectés par le crétinisme ont un certain nombre de goîtreux, et cependant il est rare d'y rencontrer des crétins. M. Fabre, de Meironnes, est allé trop loin en prétendant que le *goître est le père du crétinisme*, ou en d'autres termes qu'il en est la cause génératrice principale ou essentielle. S'il en était ainsi, on devrait trouver des crétins partout où il y a des goîtreux, et cependant, nous le répétons, l'observation prouve le contraire. Le crétinisme ne se montre que là où il y a beaucoup de goîtreux. Il faut que les causes qui produisent le goître agissent avec intensité et presque sans interruption pour qu'elles puissent engendrer le crétinisme. Le goître et le crétinisme sont donc deux maladies intimement liées ensemble : d'abord parcequ'elles sont dues aux mêmes causes, et ensuite parceque la première produit la seconde en agissant presque toujours comme cause auxiliaire, et quelquefois comme cause principale.

Nous terminerons ce que nous avions à dire sur l'étiologie du crétinisme par les réflexions suivantes : La nutrition irrégulière du cerveau, occasionnée par les troubles de la respiration et de la circulation amène, comme nous l'avons vu, des anomalies dans la conformation du cerveau et de la boîte crânienne. Quelques unes de ces anomalies sont ensuite de nature à entraver la circulation cérébrale et à augmenter les troubles de la respiration. Ainsi, M. Niëpce a vu plusieurs fois, dans ses autopsies de crétins, les trous déchirés postérieurs et carotidiens très petits, presque oblitérés, laissant, à peine un passage aux vaisseaux et aux nerfs ; les nerfs auditifs, récurrents, pneumo-gastriques atrophiés : les artères du cerveau très petites, etc. Ces vices de conformation qui sont les effets des causes spéciales auxquelles le crétinisme doit son origine deviennent causes, à leur tour, et accélèrent par leur influence la dégénérescence physique et intellectuelle des individus.

V

Quel est le traitement curatif et prophilactique du goître et du crétinisme ?

Le traitement curatif du goître est connu de tous les praticiens. Les préparations iodées prises à l'intérieur et appliquées à l'extérieur font partout, aujourd'hui, la base de ce traitement et se montrent efficaces. Mais dans les pays où le goitre est endémique et où par conséquent les individus sont soumis, d'une façon continue à l'influence des causes génératrices de la maladie, ce traitement devrait durer, sinon toujours, au moins pendant la plus grande partie de la vie. C'est dans ce but, que MM. Grange et Boussingault ont conseillé de faire distribuer aux populations affligées de goitre du sel marin contenant cinq décigrammes d'iodure de potassium par kilo. Ce traitement serait, à la fois, curatif et préservatif. Mais serait-il prudent de laisser ainsi l'organisme sous l'influence continuelle de la médication iodique? N'y aurait-il pas à craindre l'*iodisme constitutionnel* observé à Genève par M. Rilliet qui a vu des accidents graves survenir spécialement chez des goitreux, à la suite de l'administration de l'iode, à la dose de quelques milligrammes?

Le goitre, chez les enfants, et même chez les adultes, lorsqu'il n'est pas ancien, se guérit très bien par des frictions avec des pommades iodées et l'usage des pastilles d'éponge calcinée. Nous avons vu ces pastilles seules prises avec persévérance, faire disparaitre un goitre ancien, très volumineux, à plusieurs lobes, chez un homme de cinquante ans. Quand le traitement doit durer longtemps, il vaut donc beaucoup mieux s'en tenir à l'éponge calcinée. Les étrangers qui prennent le goître dans le Briançonnais en sont débarrassés sans traitement, en quittant ce pays. Il en est de même ailleurs : on a cité des Valaisans qui ont vu se fondre après un séjour de deux ans en Algérie, des goîtres volumineux dont ils étaient atteints.

Nous avons vu pendant plusieurs années, traiter le goître à l'hôpital militaire de Briançon avec la pommade iodurée en frictions et l'iodure de potassium ou la teinture d'iode pris à l'intérieur. Ce traitement est très long; il faut le continuer vingt ou trente jours et quelquefois plus longtemps encore. Nous l'avons déjà dit, M. Larivière, en 1857, employa plusieurs fois, d'après notre conseil, des sangsues à la base de la tumeur, et obtint des résultats plus prompts. Le goître, chez les militaires de la garnison, n'est autre chose, en effet, qu'une congestion ou une subinflammation du corps thyroïde. Nous avons employé nous-même les sangsues dans plusieurs cas de goître récent et toujours avec avantage. Le même moyen nous a encore parfaitement réussi dans quelque cas de goître ancien, non point pour le faire disparaître, mais pour le diminuer et arrêter des accès de suffocation qu'il occasionnait en comprimant la trachée-artère.

Ce qu'il y a de déplorable, dans le Briançonnais, c'est que les jeunes gens qui ont un engorgement de la glande thyroïde, bien loin de chercher à en obtenir la résolution, dès le début, s'occupent plutôt de le faire augmenter, afin d'avoir un motif d'exemption du service militaire. C'est surtout à l'approche du tirage au sort qu'ils usent de tous les moyens supposés capables de produire le goître, et qui consistent spécialement à boire beaucoup d'eau, à faire des courses avec des fardeaux, et à serrer la cravate au dessus de la tumeur; quelques-uns peuvent arriver plus sûrement à leur but en mangeant de la gomme de cerisier. Ces funestes habitudes contribuent, pour leur part, à la propagation de la maladie. Un grand nombre de jeunes gens, en effet, parvenus à l'âge de 21 ans ont déjà un goître très volumineux qui devient ordinairement incurable, soit à cause de son ancienneté, soit à cause des influences atmosphériques et des travaux pénibles auxquels ces goîtreux sont soumis le reste de leur vie.

Dans le but d'empêcher ce moyen de propagation du goître, nous voudrions que cette infirmité ne fût plus rangée parmi les motifs d'exemption, à moins d'un développement excessif. Un conscrit goîtreux, qui d'ailleurs serait valide, n'aurait plus de goître après quelques mois de séjour au régiment et ferait un bon soldat. Il n'arriverait pas alors ce que nous voyons se reproduire, chaque année, dans certains cantons de notre département. Dans ces cantons, le bénéfice du tirage au sort est nul, et tout homme valide et bien constitué est enlevé par le recrutement. De 1842 à 1847 inclusivement, 91 individus sur 1,000 ont été exemptés pour goitre, dans les Hautes-Alpes. On a donc laissé dans le pays 91 goitreux qui, au bout de leurs sept ans de service, si on les avait pris, seraient revenus sans goître, et on a enlevé pour les remplacer 91 jeunes gens sains et robustes. Comment veut-on, en agissant ainsi, que la population se régénère?

Que dirons-nous du traitement curatif du crétinisme ? Fodéré reconnait comme *impossible* de guérir le crétinisme complet, « parce que son siége est dans l'organisation première. »(p. 241).

M. Ferrus avoue qu'un tel traitement ne peut s'appliquer aux *crétins invétérés*, et qu'il ne doit être question que des semi-crétins ou des crétins récemment parvenus à un degré avancé. Mais s'il est impossible de guérir les premiers, parcequ'on ne peut refaire les hémisphères cérébraux, on ne peut pas compter non plus sur la possibilité de faire fonctionner les organes absents ou mal conformés dans le cerveau des semi-crétins. L'éducation physique et morale pourra, tout au plus, empêcher les facultés qui existent de devenir plus obtuses; on pourra même les développer jusqu'à un certain degré. Mais on ne fera jamais du semi-crétin un homme d'une intelligence ordinaire. Nous ne nous permettrons pas de juger les résultats obtenus par le docteur Guggenbülh; mais nous savons par M. Ferrus que *son traitement ne réussit pas toujours* ; et M. Nièpce, qui a visité l'établissement de l'Abendberg, nous dit : « Il est trop certain malheureusement que beaucoup de ces infortunés n'en éprouvent aucune amélioration. » Plus loin il ajoute : « En étudiant, avec le plus grand soin, le caractère physique de ces

« enfants, il m'a paru évident que si véritablement il y avait « parmi eux de véritables crétins, il y en avait aussi qui n'é« taient que simplement atteints de rachitisme. » (Tome 1, p. 452.)

On peut donc obtenir, par des moyens thérapeutiques, hygiéniques et moraux, que les crétineux et les semi-crétins conservent le peu d'intelligence que comporte leur organisation cérébrale et ne tombent pas dans l'abjection du crétinisme complet; on peut améliorer leur état général, fortifier leur constitution, mais on ne saurait aller au-delà. Vouloir obtenir davantage, ce serait, à peu près, comme si on demandait au sol du Mont-Genèvre, les productions de la Provence et aux vignobles du Briançonnais les vins du Languedoc ou de la Bourgogne.

Cependant l'incurabilité du crétinisme ne doit point être cause que les malheureux qui en sont atteints soient abandonnés à leur triste sort. La plupart d'entre eux appartenant à des familles pauvres reçoivent moins de soins que les animaux domestiques, et l'humanité exigerait qu'on les recueillît dans des asiles spéciaux, comme cela se pratique pour les idiots et les aliénés.

Puisque les causes qui produisent le goitre finissent par donner naissance au crétinisme, lorsqu'elles agissent d'une manière constante et très active, le *traitement préservatif* de ces deux maladies doit être le même.

Les moyens préservatifs indiqués par les auteurs sont aussi nombreux et aussi différents que les causes assignées à ces deux affections. Il est évident que la première condition pour échapper aux maladies est d'éloigner ou de supprimer les causes qui les engendrent. Aussi, les uns vous disent : Le goitre et le crétinisme proviennent des eaux potables; changez ces eaux ou corrigez-les par l'addition de certaines substances. Ils sont dus, disent les autres, à l'humidité, à l'impureté de l'air, au défaut d'insolation, aux habitations malsaines; desséchez les marais, contenez dans leur lit les torrents et les rivières, abattez les arbres touffus, à larges feuilles, qui arrêtent les rayons vivifiants du soleil, assainissez les habitations, etc., etc.

Si ces théories étiologiques réunies ou l'une d'elles étaient vraies, on pourrait certainement espérer que, dans un temps plus ou moins éloigné, grâce aux progrès de l'hygiène publique, le goître et le crétinisme ne se montreraient plus que comme des maladies rares et exceptionnelles, dans les malheureuses vallées où elles ont fait élection de domicile, depuis des siècles. Mais malheureusement, comme nous l'avons dit, l'étiologie du goître et du crétinisme est à refaire.

La plupart des auteurs ont indiqué comme un moyen préservatif des plus efficaces *l'intervention de la loi pour s'opposer au mariage des crétins*. L'hérédité, sans doute, est une cause puissante de propagation du crétinisme et l'on sait aussi que c'est en surveillant la génération qu'on peut arriver à perfectionner les espèces animales. Mais peut-on appliquer à l'homme, sans attaquer sa liberté morale, les règles que l'on observe quand il s'agit de la reproduction des animaux ? Il ne suffit pas de proposer des moyens, il faut encore qu'ils soient applicables. Or, de combien de difficultés ne serait pas entourée cette intervention de la loi ? S'il s'agit du mariage des crétins complets, la loi n'a point à s'en occuper : indépendamment de ce qu'ils sont incapables de se reproduire, l'autorité civile et l'autorité religieuse ne pourraient jamais consacrer l'union d'individus hors d'état de donner leur consentement. Veut-on maintenant que la loi intervienne pour empêcher le mariage des semi-crétins, des crétineux et de tous ceux, comme le veut la commission piémontaise, qui *ont une tendance au crétinisme ?* Mais alors, il faudrait s'opposer au mariage des goitreux, puisqu'un individu atteint de goitre peut donner le jour à un crétin ; mais il faudrait, dans certaines localités, s'opposer au mariage des trois quarts des sujets nubiles, et, pour obtenir une population saine, on arriverait à la dépopulation.

Quand il est question de mariage parmi ces individus dégénérés, l'amour joue un rôle bien secondaire, et les conseils même de l'hygiène restent impuissants, en présence de l'intérêt matériel. Les jeunes gens entachés de crétinisme se marient afin d'avoir une femme de ménage et des bras pour exploiter leurs terres ; en prenant une femme, ils sont dispensés d'avoir une servante qui d'ailleurs leur serait difficile à trouver. Les filles semi-crétines, ou crétineuses privées de leurs parents se marient, pour avoir quelqu'un qui dirige, tant bien que mal, leurs affaires et s'occupe de certains travaux agricoles qu'elles ne pourraient exécuter elles-mêmes. Le mariage, pour ces gens là, est une nécessité, et la plupart d'entre eux mourraient de faim s'ils ne s'associaient pour se prêter mutuellement aide et assistance.

On a dit : Permettez aux crétineux de se marier, mais à condition qu'ils choisissent une compagne saine et robuste, dans une localité non infectée. Mais trouvera-t-on beaucoup de filles qui consentent à quitter leur village, où elles peuvent unir leur sort à des jeunes gens bien portants, pour aller dans un pays insalubre, s'unir à un être dégénéré et s'exposer à avoir des enfants crétins ? quel serait le médecin qui engagerait sa fille ou même sa cliente à se marier avec un crétineux, dans le but philantropique d'améliorer la race ? Tous ces conseils dictés par la science et l'amour de l'humanité sont excellents; mais ils ont le malheur d'être impraticables. Aussi le plus grand nombre des individus composant les populations crétineuses sont fatalement destinés à se marier entre eux. En supposant même que l'on pût arriver à introduire, chaque année, dans ces malheureux pays, un certain nombre de filles saines et robustes, le but qu'on se propose ne serait pas atteint. Ce seraient de nouvelles victimes fournies à l'endémie; car l'observation démontre surabondamment que les hommes les mieux constitués, par exemple, les militaires, deviennent goîtreux, en peu de temps, dans les vallées infectées.

Le soin de *l'éducation* et de *l'instruction*, dans les pays où règne le crétinisme doit occuper une place importante dans la série des moyens préservatifs. Nous le répétons, l'éducation développe l'intelligence, le défaut d'exercice la tue. Il en est de l'organe qui sert à manifester les facultés intellectuelles comme des organes des sens et de ceux de la locomotion : ils s'affaiblissent et s'atrophient, s'ils restent dans l'inertie et le repos. Abandonnés à eux-mêmes, les semi-crétins et les crétineux resteront toute leur vie dans un état d'ignorance et d'abrutissement qui ne fera que s'aggraver en devenant le triste héritage de leurs descendants. Il importe donc beaucoup de leur donner l'instruction dont ils sont susceptibles, de cultiver les dispositions particulières qu'ils manifestent, en un mot, de leur appliquer le principe énoncé par M. le Dr Voisin, au sujet des idiots, *développer ce qui existe.* Ce devoir appartient spécialement aux ministres de la religion et aux instituteurs qui doivent, au milieu de ces populations déshéritées, redoubler d'activité et de zèle. Leur tâche est difficile, pénible; mais nous devons dire que dans nos Alpes elle est facilitée par le prix que les habitants attachent généralement à l'instruction et le grand désir qu'ils ont d'apprendre. De temps immémorial, l'enseignement primaire a été très répandu dans le Briançonnais, et bien longtemps avant que l'Université songeât à procurer l'instruction primaire aux habitants des campagnes, ce pays envoyait des instituteurs dans le Gapençais, le bas Dauphiné et la Provence.

Le goître et le crétinisme, avons-nous dit, sont le résultat de troubles de la respiration et de la circulation occasionnés par le retour alternatif des températures extrêmes, par les efforts et les rudes travaux dépassant les forces des individus, par le défaut d'aliments réparateurs. La première de ces causes qui dépend de la température, et que nous regardons comme essentielle, est malheureusement inamovible. Il est impossible, en effet, de changer les conditions atmosphériques et locales qui existent dans ces vallées. Mais si cette cause ne peut être supprimée, ses effets, du moins, peuvent être considérablement atténués, soit en obtenant que les individus qui s'adonnent aux travaux des champs puissent, chaque jour, se soustraire quelques instants aux ardeurs brûlantes du soleil et éviter d'être exposés d'une manière continue à son influence; soit par la suppression des deux autres causes qui, bien que secondaires, n'en ont pas moins une grande importance, lorsque leur action se combine avec celle de la cause principale.

Pour obtenir ce résultat, donnez de l'aisance et du bien-être à ces populations laborieuses dévorées par la misère et vivant de privations. Avec de l'aisance, le travail sera modéré, le cultivateur ne sera plus soumis, sans trêve et sans relâche, aux châleurs suffocantes du milieu du jour et à la fraicheur du soir; avec de l'aisance, l'homme ne sera pas obligé de remplir les fonctions dévolues par la nature à la bête de somme; avec de l'aisance, on aura des soins et des ménagements pour la femme, pendant sa grossesse et pendant ses couches; avec de l'aisance les enfants auront de meilleures nourrices, seront mieux soignés pendant les premières années de leur vie et ne seront pas forcés, au sortir de l'enfance, de se livrer à un travail prématuré capable d'arrêter leur développement physique et d'abrutir leur intelligence; avec de l'aisance, l'habitant des Alpes pourra se vêtir de manière à se préserver du froid et du chaud, il aura des maisons plus propres, plus aérées, moins humides; avec de l'aisance, il aura des aliments variés, suffisamment réparateurs qui mettent l'organisme en état de présenter une résistance vitale capable d'annihiler ou d'atténuer les influences atmosphériques. Enfin, avec de l'aisance, les organes de la pensée ne languissant plus dans l'inertie, le cercle des idées s'élargira en proportion de l'activité cérébrale et l'homme stimulé par des besoins plus nobles que celui de la faim sera préservé de cette dégradation de l'esprit et du corps qui constitue le crétinisme.

Si le crétinisme a diminué, depuis quelques années dans un grand nombre de localités, comme on l'a constaté dans la Savoie, dans l'Isère et comme nous le constatons nous-même dans le Briançonnais, c'est parceque le commerce, l'industrie, la facilité des communications y ont introduit l'aisance et le bien-être.

Qu'est-ce qui constitue l'aisance ? C'est la possession de toutes les choses indispensables à la vie. Toutes les fois que ces choses indispensables font défaut, il y a misère.

Pour procurer cette aisance si désirable aux populations maltraitées par le goître et le crétinisme, il ne faut rien moins que l'intervention puissante qui a fertilisé les landes de la Gascogne et assaini les plaines de la Sologne. Il faut que cette intervention se montre pour augmenter et améliorer les voies de communication, pour faciliter le commerce et l'industrie, pour perfectionner les méthodes d'agriculture, pour établir des assurances contre la gelée et les dévastations des torrents. Il faut que le gouvernement diminue les lourdes charges qui pèsent sur le cultivateur des Alpes. L'impôt, pour être juste, doit toujours être en rapport avec la production et cependant l'impôt foncier, dans ce pays, est excessif, si on le compare avec le rendement des terres. Les réparations annuelles aux digues des torrents, aux canaux d'arrosage, aux murs de soutènement absorbent la plus grande partie des ressources du laboureur, et il arrive trop souvent que la seule récolte sur laquelle il comptait est enlevée par une froide matinée du printemps. Il faut enfin que le gouvernement, qui n'épargne rien pour améliorer le sort des populations des villes, étende ses bienfaits sur l'habitant des campagnes, et surtout sur l'habitant des Alpes qui subit plus durement qu'aucun autre le châtiment infligé au premier homme : *tu mangeras ton pain à la sueur de ton front.*

A propos des habitations nous devons dire que le séjour dans les étables n'a point pour l'homme les inconvénients que les gens étrangers aux habitudes de nos montagnes ont voulu leur attribuer. Ainsi, il est constant que dans les hautes vallées du Briançonnais où les étables sont habitées été et hiver, le goître et le crétinisme sont inconnus ; tandis que ces maladies se rencontrent dans les vallées inférieures où les étables ne servent d'habitation que l'hiver. Ici, les familles ont pour logement, pendant la belle saison, deux petites chambres, très basses, dont la première sert de cuisine et la seconde de chambre à coucher. Deux ou trois lits remplissent cette seconde pièce qui ne reçoit l'air et la lumière que par la porte, ou bien par une fenêtre excessivement étroite. La plus grande malpropreté y règne : on y entasse les hardes, le linge sale, les provisions de toute nature. L'air qu'on y respire est des plus infects, et nous avons remarqué qu'en entrant dans les étables on n'était pas péniblement affecté par cette odeur nauséabonde qui s'échappe de ces petites chambres insalubres. Les étables sont beaucoup plus vastes, l'air y est moins confiné. Nous sommes porté à penser que si, d'un côté, les bestiaux consomment une partie de l'air respirable, ils ont *peut-être*, d'un autre côté, la propriété d'absorber les miasmes et, qu'en somme, leur présence purifie l'air plus qu'elle ne le vicie. D'ailleurs l'habitation dans les étables, où chaque tête de bétail devient une bouche de chaleur, est une nécessité dans un pays où l'hiver est fort long et le bois de chauffage difficile à se procurer, à cause de la rigueur apportée dans l'exécution des lois forestières.

Au point de vue de la prophylaxie et de l'hygiène, nous recommandons, d'une manière spéciale, l'usage *du sel* dont les habitants des Alpes font une consommation insuffisante. Ils reconnaissent que leurs bestiaux ne pourraient s'en passer et s'en privent eux-mêmes. Les aliments lourds et insipides qui leur servent de nourriture exclusive exigent impérieusement, pour être digérés, qu'on les associe à une grande quantité de sel. Le sel, comme on l'a dit, est un condiment indispensable ; il facilite la digestion et rend la nutrition plus complète. On a calculé que chaque individu doit en consommer 15 à 16 grammes par jour, s'il veut conserver ses forces et sa santé. Aussi, l'impôt sur le sel ne devrait pas exister. Cette substance, que la nature nous fournit, avec profusion, devrait être à la disposition de tous comme l'air et l'eau, suivant la judicieuse remarque du Dr Burggræve, professeur à l'université de Gand. Quelque minime que soit cet impôt, il empêche les pauvres habitants de la campagne de consommer la quantité de sel rigoureusement nécessaire pour la conservation de leur santé. On a constaté que dans les pays où le sel est exempt d'impôts, il s'en consomme deux fois autant que dans ceux où il paye des droits.

Nous croyons aussi que l'usage *du café* est d'une utilité incontestable pour combattre et pour prévenir le crétinisme. Nous remarquons que depuis une vingtaine d'années, le crétinisme perd du terrain dans l'arrondissement de Briançon, et nous mettons au nombre des causes de cette amélioration l'usage du café, qui s'est répandu jusque dans les hameaux les plus écartés et les plus pauvres. Les femmes surtout ont recours au café dans toutes les circonstances où elles éprouvent quelque malaise.

C'est pour elles une véritable panacée. Il est inutile d'ajouter que si elles en prennent volontiers dans les cas de maladie, elles en prennent avec bien plus de plaisir encore, lorsqu'elles sont en parfaite santé.

Le café nous paraît posséder des propriétés très précieuses pour vaincre l'engourdissement du corps et de l'esprit que l'on remarque chez les personnes disposées au crétinisme. Il est généralement admis que le café agit favorablement non seulement sur les fonctions de nutrition, mais encore sur les facultés intellectuelles. Il a surtout pour effet d'exciter le cerveau : « Sous l'influence de cette boisson, les facultés morales et intel-« lectuelles deviennent plus actives ; l'imagination est plus « vive, la pensée plus libre, plus exaltée, en un mot, tous les « travaux de l'esprit et de l'imagination sont plus prompts et « plus parfaits. » (*Londe, élém. d'hygiène, t.* 11, *p.* 306.)

Le café, d'après M. Gasparin, rend plus stables les éléments de notre organisme ; il ralentit le double mouvement de composition et de décomposition moléculaire et diminue, par conséquent, le besoin d'alimentation. M. le Dr Petit, de Château-Thierry a rapporté, à l'appui de cette opinion, des faits nombreux ; nous n'en citerons que deux.

Les ouvriers des houillères de Charleroi font usage d'une nourriture peu substantielle et ne consomment que 1,500 grammes d'aliments quotidiens, au lieu de deux kilos qui seraient nécessaires dans les conditions où ils se trouvent. Cependant ils jouissent d'une bonne santé et d'une grande vigueur musculaire, parcequ'ils prennent, trois ou quatre fois par jour, de la soupe au café.

Dans un village de la Bohême, de pauvres campagnards, presque tous tisserands, n'ayant qu'une nourriture insuffisante, composée presque exclusivement de pommes de terre, étaient tombés dans un état de dépérissement et d'étiolement qui les avait, pour ainsi dire, abâtardis. Les médecins du pays eurent un jour l'idée de leur conseiller l'usage journalier du café. Depuis cette époque, cette population misérable s'est transformée; elle jouit aujourd'hui d'une robuste santé et d'une vigueur peu commune. Le gouvernement autrichien a supprimé, en sa faveur, les droits qui pesaient sur l'importation du café.

Ces faits font ressortir, d'une manière bien évidente, l'avantage immense que les populations des pays crétinifères pourraient retirer de l'usage habituel du café et l'importance qu'il y aurait à leur procurer cette denrée coloniale, au plus bas prix possible.

Nous terminerons ici les considérations que nous avions à présenter sur une des questions les plus importantes de la médecine et qui occupe, à juste titre, les esprits les plus sérieux et les plus élevés. En jetant un coup d'œil rapide sur le goître et le crétinisme, nous avons eu surtout pour but d'éclairer leur étiologie, et de démontrer que les causes multiples indiquées jusqu'à ce jour ne sont pas admissibles. Nous avons signalé une cause essentielle unique : l'influence des températures extrêmes, c'est-à-dire, le froid et une chaleur excessive agissant alternativement sur l'organisme humain. Nous avons basé notre opinion sur nos propres observations et sur celles des hygiénistes qui tous admettent que de toutes les conditions atmosphériques la température est celle qui modifie le plus énergiquement les êtres vivants, et que les températures extrêmes troublent surtout les fonctions les plus importantes qui sont celles de la respiration et de la circulation. Nous avons dit que le travail forcé et l'alimentation insuffisante avaient une importance considérable dans cette étiologie, non point en produisant directement le goître et le crétinisme, mais en diminuant l'énergie de la force vitale et en la rendant incapable de résister à l'action pathogénique de la cause essentielle. Nous avons dit, enfin, que, s'il est impossible de détruire cette cause essentielle, nous ne pensons pas néanmoins que le mal soit sans remède et que nous n'ayons à lui opposer que la résignation. Tout ce qui donne de l'aisance, qui favorise le travail, le rend plus facile, plus productif, comme l'instruction, un bon régime alimentaire, la liberté des communications, en un mot, tout ce qui tend à proportionner la richesse avec les besoins peut, selon nous, atténuer considérablement l'influence funeste des températures extrêmes, et préserver les populations de ces maladies endémiques qui les dégradent.

FIN.

TABLE DES MATIÈRES.

Paris Imprimerie Moquet, rue des Fossés Saint-Jacques, 11.

www.ingramcontent.com/pod-product-compliance
Ingram Content Group UK Ltd.
Pitfield, Milton Keynes, MK11 3LW, UK
UKHW020401230726
13925UKWH00003B/1216

9 782013 711913